Prof. Hademar Bankhofer

Wellness-Wunder aus Fernost

1. Auflage	Mai 2007
Verlag	optimo Verlag
	© optimo Verlag, Fuchswinkel 10, D - 86152 Augsburg
	Alle Rechte vorbehalten. Das Werk darf, auch auszugsweise, nur mit schriftlicher Genehmigung des Verlages wiedergegeben werden.
Titel, Umschlag	
Layout, Satz	Carola S. Prantl
Fotos	optimo Verlag, Lizzy Bankhofer, Jacques Steinhauser
Druck	Peradruck GmbH, München
	Printed in Germany
ISBN	978-3-89539-699-1
PZN	3363542

Dieses Buch dient der Information über Methoden der Gesundheitsvorsorge. Sie ersetzen keineswegs eine ärztliche Diagnose oder Behandlung. Autor und Verlag erstellen keinerlei Diagnosen und Therapieempfehlungen. Ernsthafte gesundheitliche Störungen erfordern professionelle medizinische Behandlung. Autor und Verlag übernehmen keine Verantwortung für etwaige Probleme, die aus einer unprofessionellen Selbstbehandlung hervorgehen.

Prof. Hademar Bankhofer

Wellness-Wunder aus Fernost

optimo Verlag

Inhalt

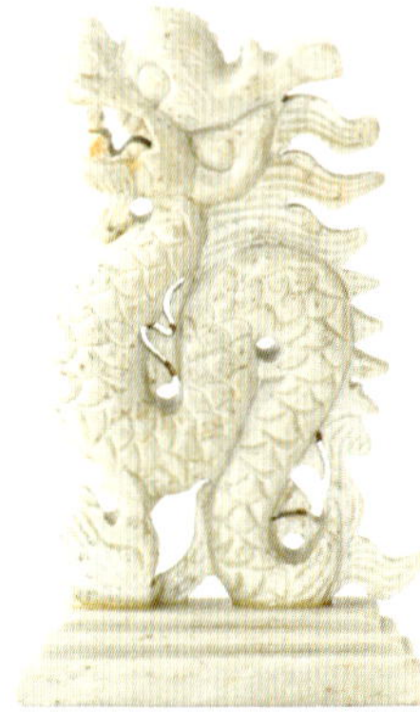

Inhalt

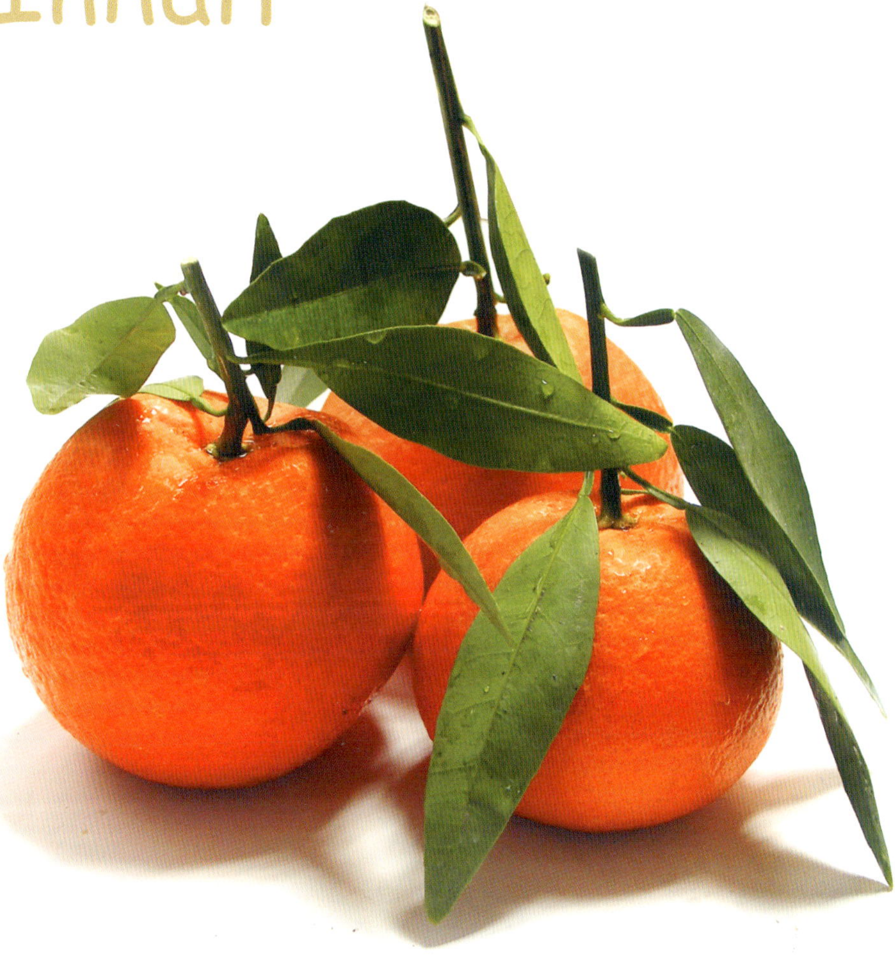

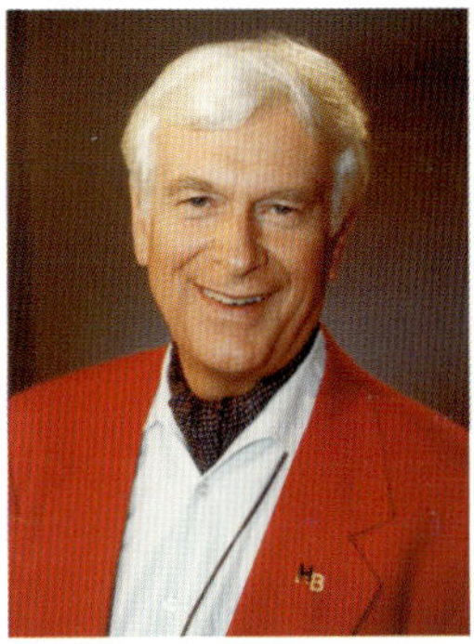

Die Nacht
als wertvolle Zeit
fürs Gesundbleiben
und Gesundwerden

Wellness-Wunder aus Fernost
Gesundheitswirkung über Nacht

Ein Vorwort

Schlaf ist ein unverzichtbarer Bestandteil des Überlebens. Wenn man auf ihn verzichten könnte, hätte sich die Evolution dieses Bewusstseinzustandes, in dem wir verwundbar und scheinbar unproduktiv sind, sicherlich schon lange entledigt. Der Schlaf ist ein wesentlicher Begleiter des Menschen und hat diesen immer schon fasziniert. In früheren Zeiten dachte man: Wenn der Mensch schläft, liegt er vollkommen inaktiv da. Alle Funktionen sind stillgelegt. Das war ein großer Irrtum. Wir wissen heute, dass sich der Organismus im

Schlaf massiv regeneriert, dass er neue Kräfte für den nächsten Tag aufbaut und dass das Gehirn alles tagsüber Gehörte und Erlernte - wie in einem Computer - in Dokumente und Ordner eingibt, damit alles jederzeit wieder abrufbar ist. Für unsere geistige und körperliche Fitness ist Schlaf sehr wichtig.

Jüngste Forschungen aber beweisen immer mehr, dass die Zeit des Schlafes auch eine ganz wichtige Heilphase für den Menschen ist: Wir brauchen zum Beispiel den ungestörten Schlaf, um unsere Immunkraft zu stabilisieren, aber auch um eine gesunde, schöne Haut zu bewahren.

Es gibt ihn also wirklich - den viel zitierten Schönheitsschlaf. Nachts hat die Haut sehr viel verjüngende Feuchtigkeit, weil sie im Schlaf kaum Wasser verliert. Die Zellteilung, die unsere Haut immer wieder erneuert, nimmt nachts einen rasanten Aufschwung. Und das schon in der ersten Tiefschlafphase, die etwa 20 bis 30 Minuten nach dem Einschlafen beginnt und etwa eine halbe Stunde dauert.
Im Schlaf werden aber auch Hormone gebildet, die unsere Haut beschützen und kräftigen. Nachts werden Rötungen und Entzündungen repariert.

Nachts wird aber auch ein spezielles Wachstumshormon ausgeschüttet, das den Muskelaufbau und gleichzeitig die Fettverbrennung in den Zellen fördert. Der Schlaf macht daher auch schlank.

Viele leiden darunter, dass sie nachts schwitzen. In gewissem Sinne verliert jeder nachts Schweiß, weil sich im Schlaf die Hautporen öffnen. Und das tun sie ganz besonders an den Fußsohlen. Über diese Poren werden viele Gifte und andere Schadstoffe, aber auch Stoffwechsel-Müll aus dem Körper entsorgt.

Das hat man in Asien schon vor Tausenden Jahren erkannt. Und man hat nach Möglichkeiten gesucht, um diesen Vorgang zu unterstützen. Und dabei ist man auf ein faszinierendes Elixier gestoßen, das die Entgiftung des Organismus in besonderer Weise unterstützen kann. Und das ist der Mandarinenbaum-Essig, gewonnen aus den zarten Ästen von Mandarinen-Bäumen. Das ist kein Essig der üblichen Art, wie wir ihn in der Küche stehen haben, um damit Salate oder Soßen anzurichten und zu verfeinern. Der Mandarinen-Baumessig hat in vielen asiatischen Ländern einen großen Stellenwert als Naturarznei. Er ist eine Volksmedizin, die den Schlaf des Menschen nützt, um ihn vor Krankheiten zu schützen und um ihm zu helfen, Befindlichkeitsstörungen und gesundheitliche

Probleme schneller zu meistern. Auf eine ganz wunderbare Art. Durch äußerliche Anwendung an den Fußsohlen.

Dieses kleine Buch möchte Ihnen den Mandarinen-Baumessig, seine natürlichen Kräfte und seine Wirkmechanismen vorstellen. Sie sollen aber auch konkret erfahren, wie Sie diese Kräfte aus dem Mandarinen-Baumessig selbst nützen können: für Ihr Wohlbefinden, für Ihre Vitalität, Ihre Fitness und Ihre Gesundheit.

Viel Freude beim Lesen wünscht Ihnen
Ihr

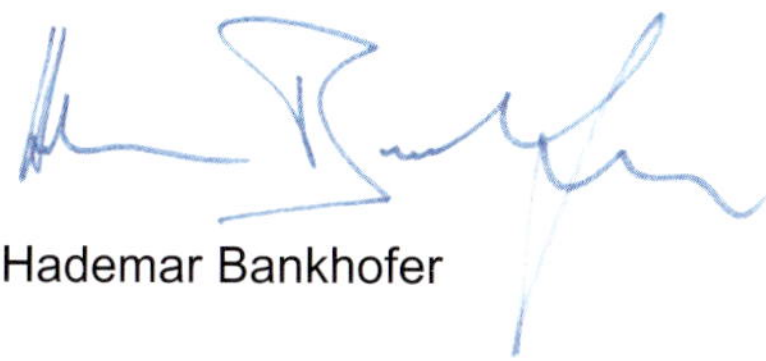

Hademar Bankhofer

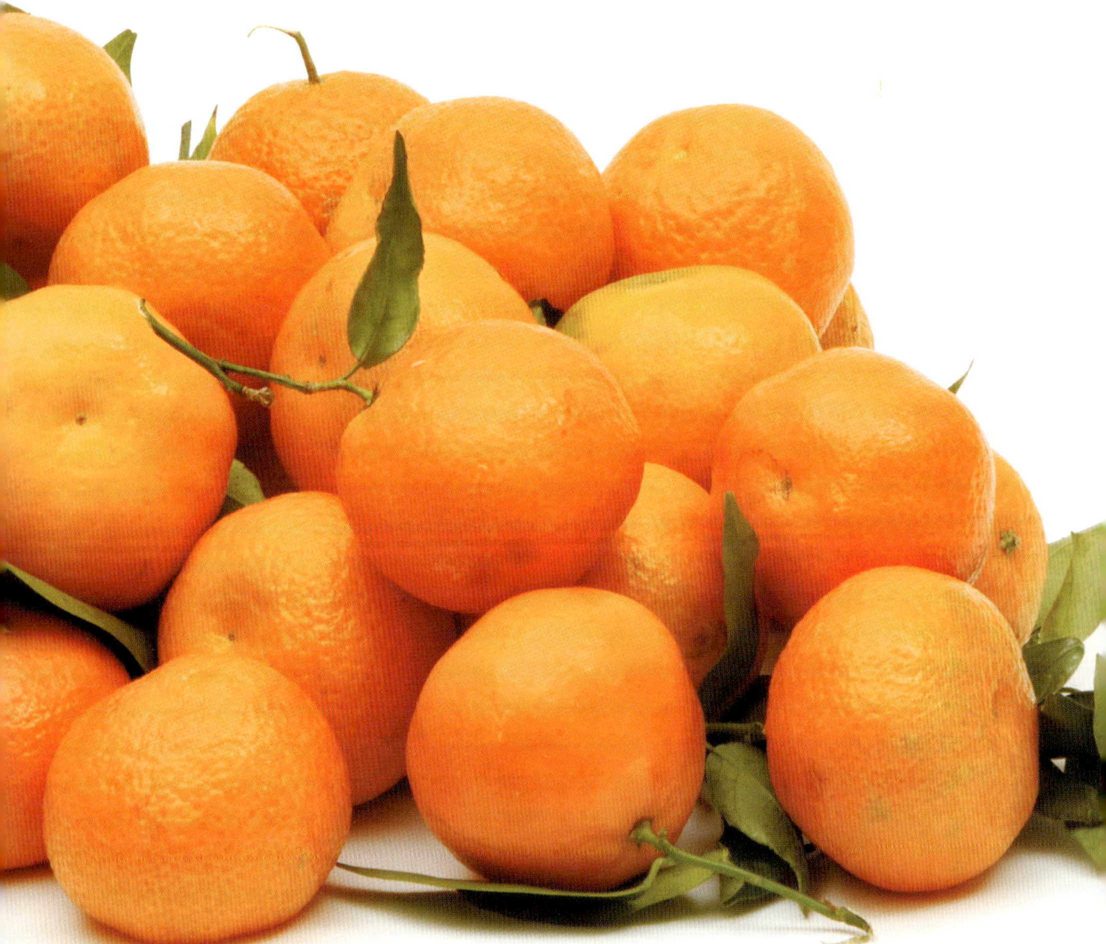

Wellness-Wunder aus Fernost

Mandarinen-Baumessig Pulver

Die fernöstliche Medizin gewinnt auch in unseren Breiten immer mehr an Bedeutung. Nach und nach kommen immer mehr neue Vorbeugungs- und Behandlungsmethoden zu uns.

Seit kurzem lässt uns eine ungewöhnliche Natursubstanz aufhorchen: Der Mandarinen-Baumessig. Ihm werden geheimnisvolle Kräfte nachgesagt und man kann damit sehr viel für seine Gesundheit, Fitness, Wellness und Vitalität tun. In Form von Mandarinen-Baumessig Pulver erobert er nun auch die westliche Welt.

Essig - das erste Gewürz der Menschheit

Essig kennen und schätzen wir alle. Jeder von uns hat seinen Lieblingsessig und keiner kann sich beispielsweise einen frischen knackigen Salat ohne Essig als Bestandteil der köstlichen Salatsoße vorstellen.
Es ist nicht genau bekannt wann und wo genau der Essig zum ersten Mal als Nahrungsmittel verwendet wurde. Vermutlich entstand er als reines Zufallsprodukt, weil Flüssigkeit vergessen wurde, zu Alkohol vergor und so lange stehen blieb bis Essig daraus wurde. Vielleicht entstand der Essig aber auch aus zu lange gelagertem Alkohol. Auf jeden Fall ist Essig eines der ersten Gewürze, das die Menschen verwendeten.
Schnell erkannte man die Vorteile dieser neuen Flüssigkeit.

In Überlieferungen tauchen immer wieder Passagen auf in denen Essig bereits vor 10 000 Jahren zum ersten mal erwähnt wurde.
Man geht davon aus, dass er aus dem asiatischen Raum stammt. In 5000 Jahre alten Aufzeichnungen wird er in verschiedenen Regionen des fernen Ostens als wahres Wundermittel erwähnt und bereits in der Medizin angewendet.
Im Laufe der Zeit wurde er zum gebräuchlichsten Konservierungs- und Naturarzneimittel.

Der Essig begann seinen Siegeszug rund um die Welt und bis heute wird er mit seinen geheimnisvollen Bestandteilen erforscht. Es werden immer wieder neue Eigenschaften erkannt und entdeckt. Feinschmecker in aller Welt schätzen wertvolle und speziell gewonnene Essigspezialitäten ebenso wie edle Weine.

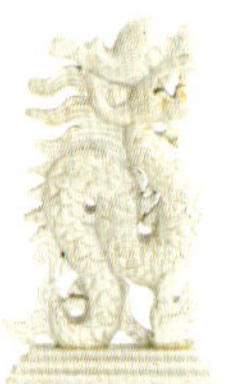

Herstellung im kaiserlichen China

In der chinesischen Esskultur genießt der Essig einen sehr hohen Stellenwert. Man kann zu recht behaupten, dass er zu den lebensnotwendigen Nahrungsmitteln der Asiaten gehört.

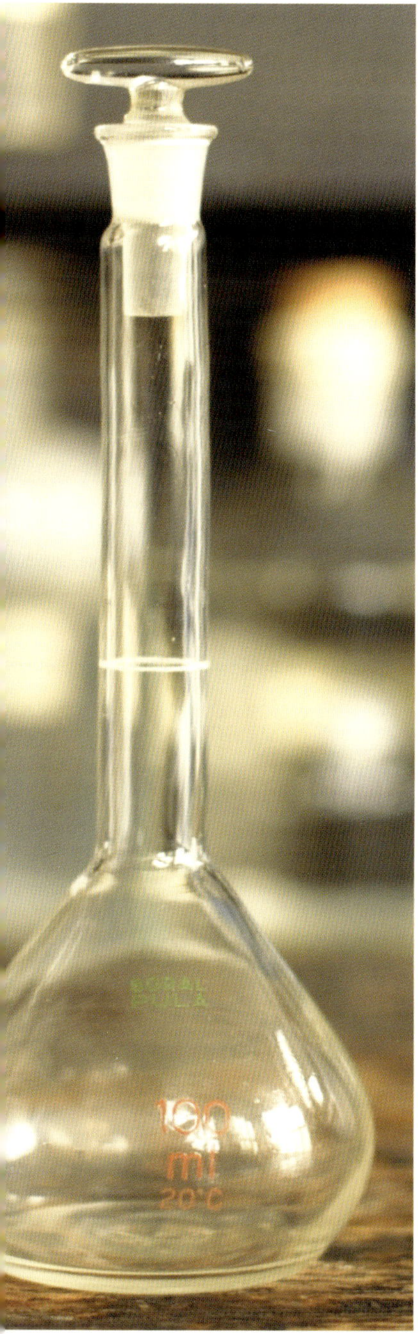

기쁨

Mehr als 2000 Jahre reicht in China seine Geschichte zurück. Erste Aufzeichnungen aus dieser Region datieren aus der Zeit des Han-Reichs 403 - 230 vor Christus und in einem Geschichtsbuch ist verzeichnet, dass der chinesische Kaiser So um das Jahr 70 vor Christus Essig für seinen Eigenbedarf herstellen ließ.
Anhand später datierter Schriftzeichnen ist zu vermuten, dass ihn aber auch viele einfache Leute häufig verwendeten.

Erste Aufzeichnungen über medizinische Anwendung

Essig spielt auch in Korea seit jeher eine wichtige Rolle.
Bereits in der Goryeo-Zeit von 918 bis 1392 wurde er nicht nur bei der Zubereitung von Speisen verwendet. In einer der ersten medizinischen Aufzeichnungen aus dieser

Zeit sind verschiedene Methoden erwähnt, wie er als Naturmedizin genutzt werden kann.
Es findet sich sogar der Vermerk in einem koreanischen Medizinbuch, dass er das Zittern der Hände und des Körpers heilt und Giftstoffe aus Fisch, Fleisch und Gemüse herausziehen kann.

Immer wieder wird in vielerlei Büchern und Texten auf ihn hingewiesen und Bezug genommen - so auch, dass die alten Koreaner den Essig nicht nur zur Zubereitung von Speisen, sondern auch bei traditionellen Ritualen verwendeten.

In Europa verwendete bereits 400 v. Chr. Hippokrates, der „Vater der westlichen Medizin" den Essig zur Behandlung von Krankheiten und empfahl auch nach der Genesung der Patienten zur weiteren Stärkung die regelmäßige Einnahme.

Essig hat von allen Gewürzen die längste Geschichte. Zusammen mit Alkohol ist er das älteste vergorene Nahrungsmittel. Er verleiht jeder Speise einen säuerlichen, erfrischenden Geschmack.
Heute gibt es eine so große Vielfalt an Essigen, dass sich jeder seinen Lieblingsessig aussuchen kann - es gibt ihn in nahezu jeder Geschmacksrichtung.

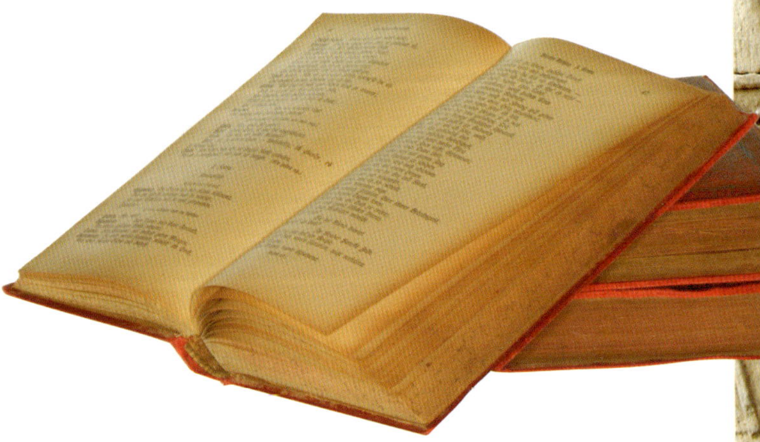

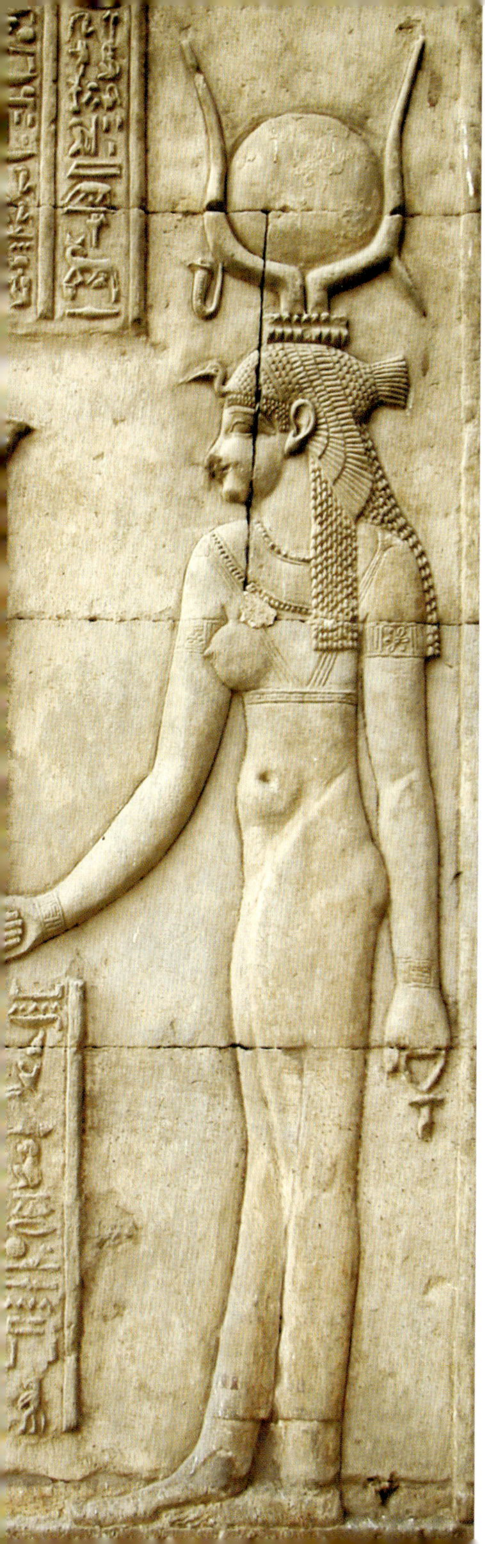

Bereits
die alten Ägypter
hatten ihre
geheimnisvollen
Schönheits-Rezepte

Essig als Schönheitsmittel

Schon im alten Ägypten, im Reich der Pharaonen, ist von Essig als Wundermittel die Rede. So ist beispielsweise überliefert, dass Kleopatra - die durch ihre unglaubliche Schönheit die Weltgeschichte beeinflusste - in Essig aufgelöste Perlen als Kosmetikum verwendete. Dieses besondere Elixier wurde von ihr getrunken und soll somit ihre Schönheit begründet und erhalten haben.

Dies wurde wohl nur deshalb überliefert, weil Kleopatra ihren Schönheitstrunk häufig in Anwesenheit des römischen Kaisers Antonius zu sich nahm. In der Blütezeit des Römischen Reiches war es üblich, dass dort Aristokraten für ihre Gesundheit und Schönheit Essig tranken.

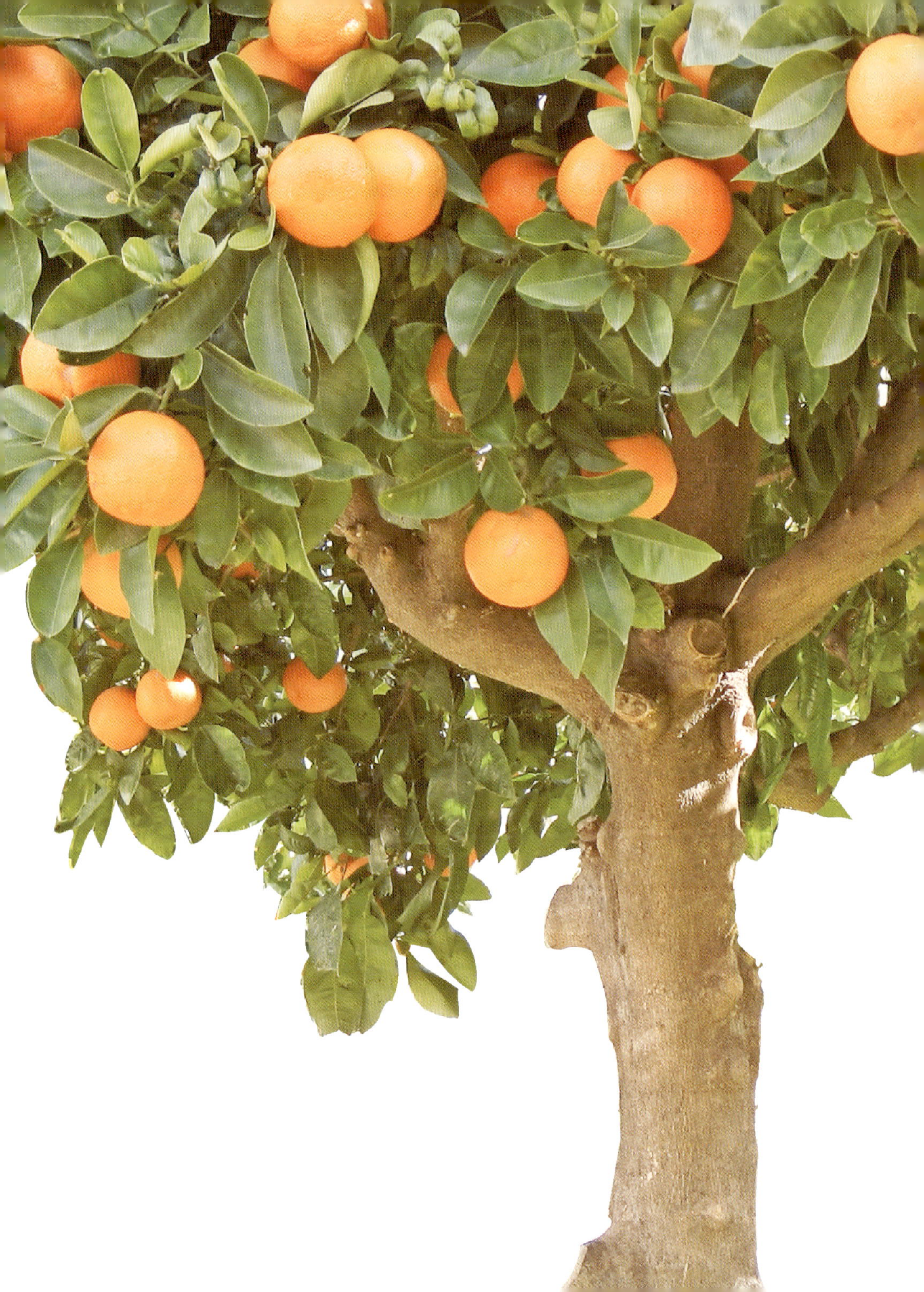

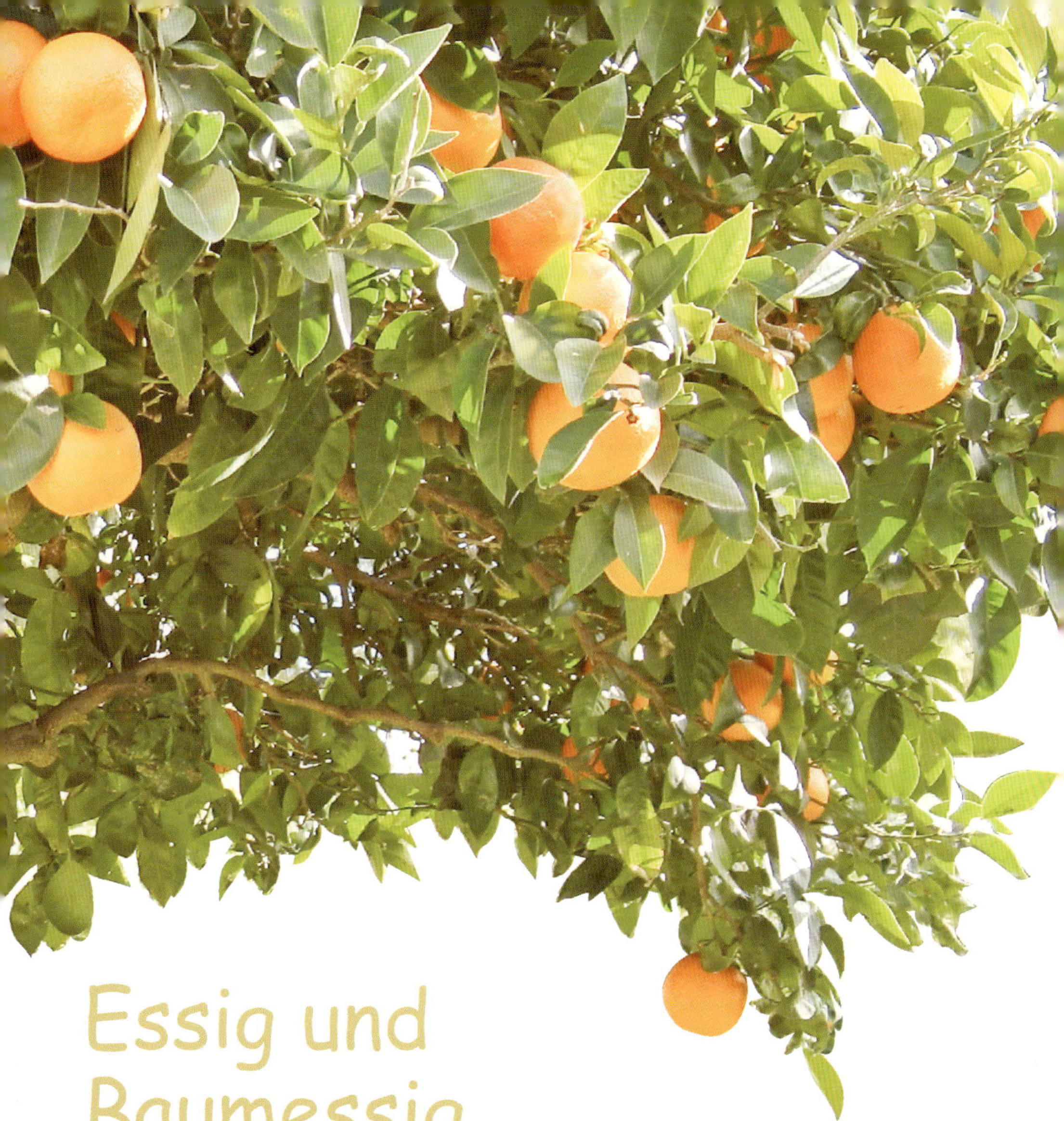

Essig und Baumessig

Gemeinhin wird angenommen Essig sei gleich Essig und unterscheide sich nur im Geschmack. Aber dies ist so nicht richtig. Beide schmecken zwar sauer, aber das Geheimnis liegt im Inneren verborgen.

Es gibt zwei große Gruppen die sich essentiell unterscheiden. Das ist der herkömmliche Essig, den wir bei uns in der westlichen Welt kennen und lieben -

und der asiatische Baumessig mit seinen außergewöhnlichen Eigenschaften. Er kann durch seine Inhaltsstoffe wahre Wunder bewirken!

Essig und Baumessig werden durch vollkommen unterschiedliche Methoden gewonnen. Während bei der Herstellung von normalem Essig Kohlehydrate die Basissubstanz bilden - wie zum Beispiel Getreidestärke - sind für die Gewinnung von Baumessig bestimmte Bestandteile des Holzes das Ausgangsprodukt.
Der andere große Unterschied besteht darin, dass beim normalen Essig die Auflösung der Ursubstanz durch Enzyme erfolgt. Bei der Produktion von Baumessig hingegen werden zur Herauslösung der wertvollen Substanzen hohe Temperaturen benötigt, damit das Holz seine gespeicherten Inhaltsstoffe freigibt.
Obwohl die Bestandteile des Baumessigs dem des Essigs ähneln, so hat der Baumessig zusätzlich einen unverwechselbaren milden, rauchigen Geschmack und Geruch.
Der Baumessig besitzt als Naturarzneimittel eine mehr als 30-fach stärkere Wirkung als normaler Essig und der Anteil verschiedener organischer Säuren sowie Kalzium und Magnesium ist wesentlich höher. Er ist ein wichtiger natürlicher Lieferant von Vitalstoffen, Mineralien und Spurenelementen, die unser Körper für Stoffwechselprozesse aller Art benötigt. Eine weitere Besonderheit ist seine ausgeprägte Osmose- und Absorptionsfähigkeit im Körper von Mensch und Tier.
Diese Eigenschaften tragen dazu bei, dass er derzeit nicht nur in Asien einen Boom als Gesundheits- und Wellness-Mittel erlebt. Und dies zu Recht!

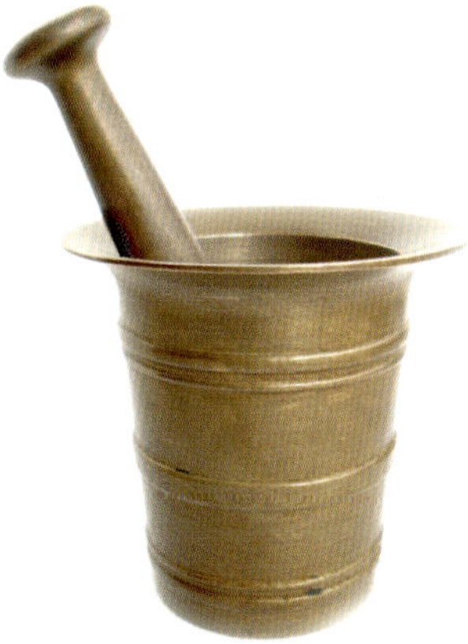

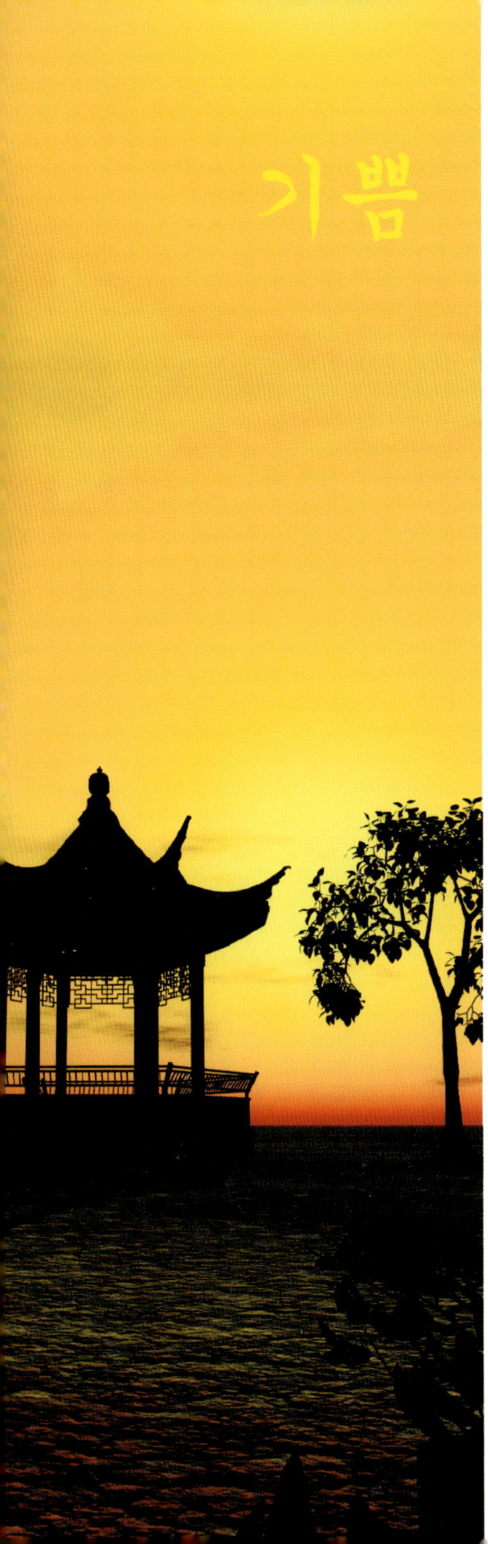

Baumessig aus Fernost

Die Geschichte des Baumessigs ist jünger als die des herkömmlichen Essigs und reicht etwa 400 Jahre zurück. Baumessig ist eine ganz besondere Flüssigkeit, die aus dem Holz ausgewählter Baumsorten gewonnen wird. Nicht jeder Baum und jedes Holz ist zur Herstellung geeignet.
Experimentiert wurde mit allerlei Holzarten - doch der Nutzen blieb oft weit hinter den Erwartungen zurück.
Man fand heraus, dass sich schnellwachsende Hölzer und Weichholz aufgrund ihres hohen Wassergehalts nicht dazu eignen um wirklich hochwertige Baumessige zu erzeugen.

Als ein wahres Phänomen erwies sich das Holz des Mandarinenbaumes.
Denn es ist besonders gehaltvoll und für die Herstellung von Baumessig mit außergewöhnlicher Qualität hervorragend geeignet.

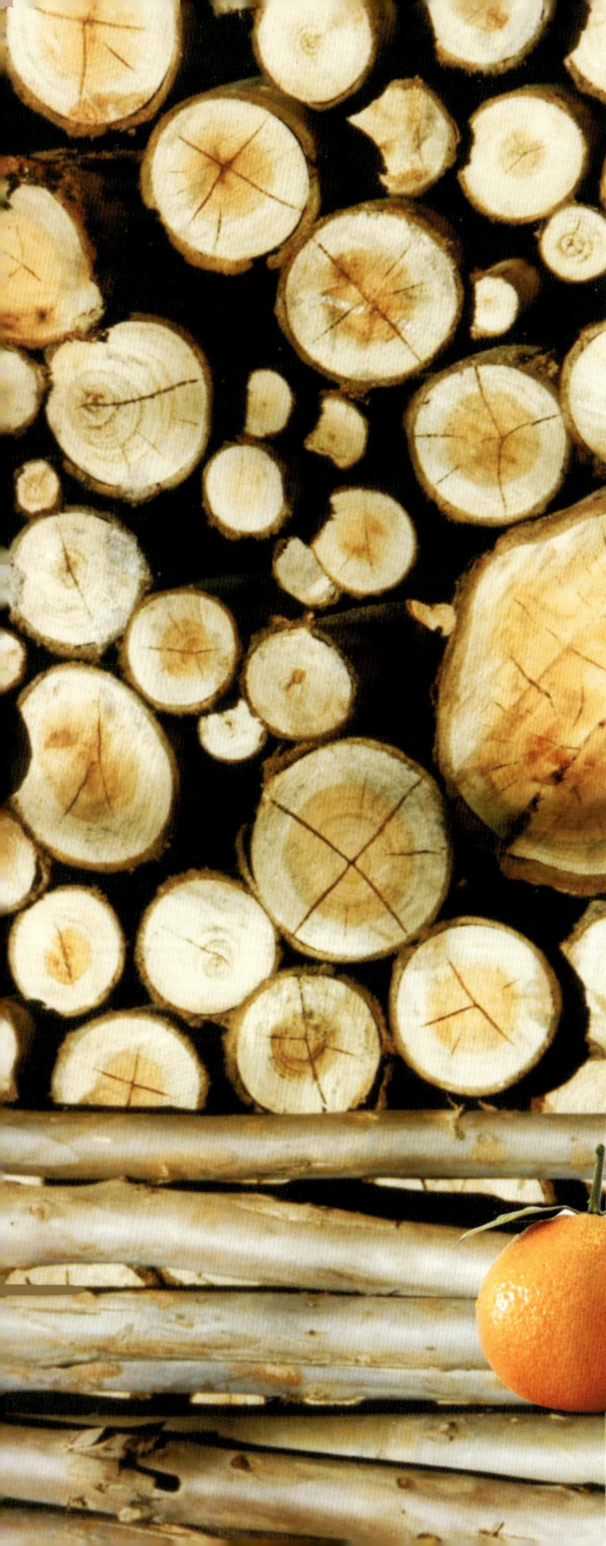

Seitdem Mandarinen bei uns erhältlich sind lieben wir diese hervorragende, köstlich schmeckende Zitrusfrucht. Die Mandarine, ihr botanischer Name ist “Citrus Nobilis”, gehört zu den beliebtesten Früchten und versorgt uns besonders in den Wintermonaten mit all ihren wichtigen Vitaminen, Vital- und Mineralstoffen.

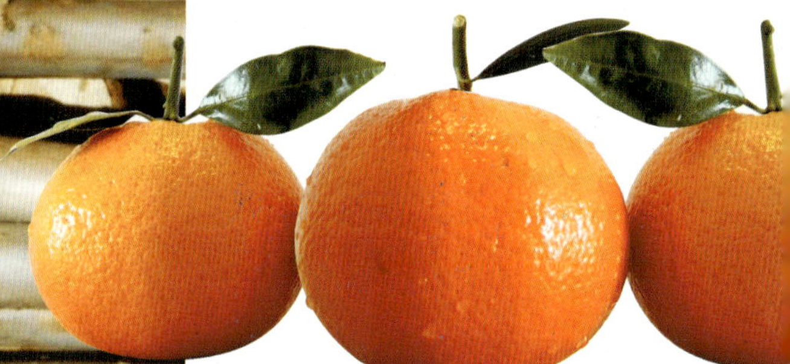

Mandarinenbäume haben nicht nur eine wertvolle Frucht

Es stellte sich heraus, dass der Baum, auf dem sie wächst, nicht nur gesunde und köstliche Früchte liefert, sondern darüber hinaus in seinem Holz wahre Wunder verborgen hält. Allerdings sind diese wertvollen Inhaltsstoffe nur über ein aufwändiges Verfahren zu gewinnen um sie für den Menschen nutzbar zu machen.

Qualität des Baumessigs

Die Zusammensetzung des Baumessigs kann sehr stark variieren. Deshalb ist es von Anfang an entscheidend welche "Zutaten" für die langwierige und komplizierte Prozedur der Herstellung verwendet werden.

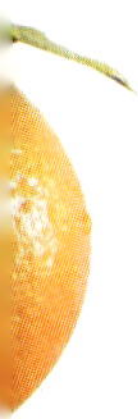

Das fängt schon bei der Auswahl des Rohstoffes Mandarinenbaumholz an. Die sorgfältige Auswahl des Anbaugebietes, sowie die Bodenbeschaffenheit und die Klimabedingungen sind wesentliche Kriterien für die Güte des Holzes.
Der Anbau auf mineralstoffreichen vulkanischen Böden reichert Baum und Mandarine mit wertvollen Wirkstoffen an.

Auswahl des Rohstoffes

Das Holz für die Herstellung des Mandarinen-Baumessigs wird ausschließlich aus den jährlichen Astabschnitten gewonnen, die für eine optimale Baumpflege und das gesunde Reifen der Früchte sowieso nötig sind. Das Edelholzschnittgut kann während der darauf folgenden schonenden wochenlangen Lufttrocknung im Freien weitere Sonnenenergie auftanken. Hierbei konzentrieren sich die Wirkstoffe im Holz.
Diese müssen nun aus dem Holz herausgelöst und bioverfügbar gemacht werden. Aber Holz lässt sich nicht so einfach auspressen wie der Saft aus einer Mandarine. Auf welche Weise kann man also die wertvollen Wirkstoffe gewinnen?

Die Lösung ist das so genannte „Pyrolyse-Destillationsverfahren", das ist ein aufwändiger Verglimmungsprozess dem das Holz unterzogen wird.
Aber wie soll das mit unserem Holz nun funktionieren?
Denn jeder kennt es - ein schönes Lagerfeuer in der Dunkelheit einer lauen Nacht. Holz wird angezündet und es verbrennt mit lodernden Flammen. Zurück bleibt dabei nur ein Häufchen Asche. Mehr nicht!

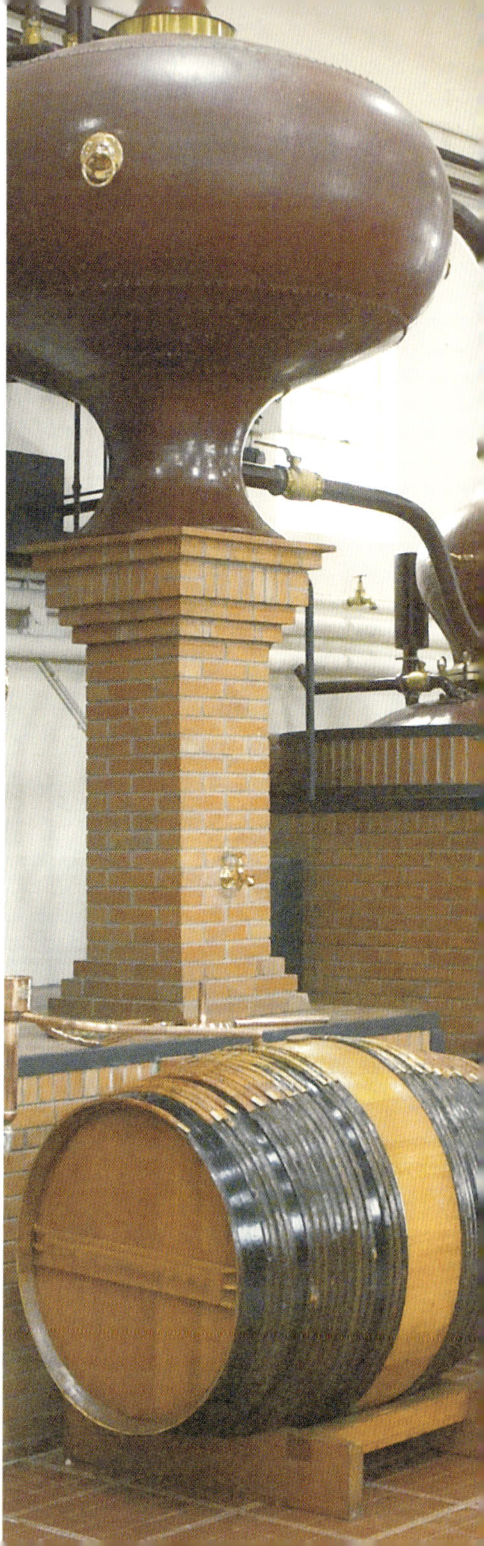

Da stellt sich wirklich die Frage, wie es funktioniert durch das Verglimmen der Baumabschnitte an die wertvollen Inhaltsstoffe des Mandarinenbaumes zu kommen - und an seinen Essig?

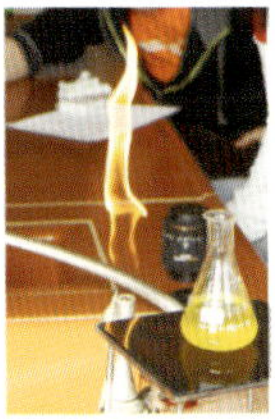

Die Herstellung

Herkömmlich gewonnener Baumessig ist meist nur ein Nebenprodukt der Holzkohlegewinnung. Er entsteht bei den sehr hohen Temperaturen von 300 bis 400 Grad Celsius, die bei der Produktion von Holzkohle notwendig sind, als eine Art "Abfallprodukt". Diese hohen Temperaturen zerstören jedoch eine Vielzahl der hitzeempfindlichen, wertvollen Inhaltsstoffe.

Der einzigartige Mandarinen-Baumessig jedoch wird ganz gezielt gewonnen – auf sanfte Weise bei einer kontrollierten Temperatur zwischen 100 bis 104 Grad Celsius. Dies hat auf das Endprodukt ganz entscheidende Auswirkungen. Über Stunden hinweg gibt das Holz des Mandarinenbaumes seine wunderbaren Inhaltsstoffe in Form einer gasförmigen Zellflüssigkeit frei.

Diese wird aufgefangen und abgekühlt. Dadurch entsteht eine Flüssigkeit, die als "junger Baumessig" bezeichnet wird.
Der junge Baumessig enthält wasser- und fettlösliche Bestandteile. Diese müssen nach Brauchbaren und Unbrauchbaren getrennt werden. Dann erhält man aus den wasserlöslichen Stoffen den begehrten Mandarinen-Baumessig.
Verunreinigungen im jungen Baumessig werden durch unterschiedliche, aufeinander folgende Verfahren entfernt. Die erste und effektivste Möglichkeit ist die Trennung nach Dichte. Dieser Vorgang dauert für gewöhnlich sechs bis zwölf Monate. Die Güte und der Grad der Reinheit, ergeben sich hier aus der Dauer der Lagerung, wie bei einem guten Wein.

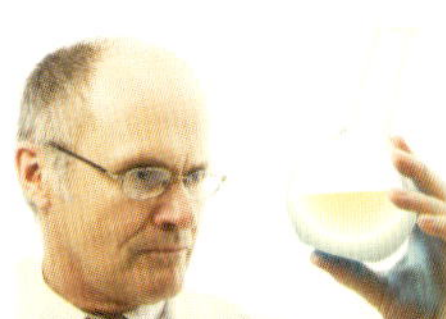

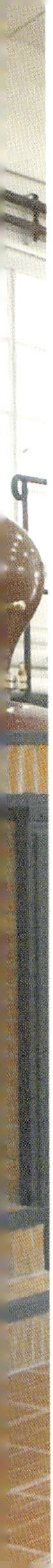

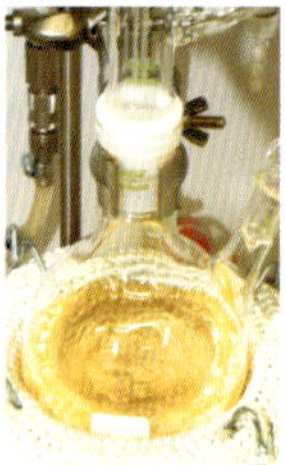

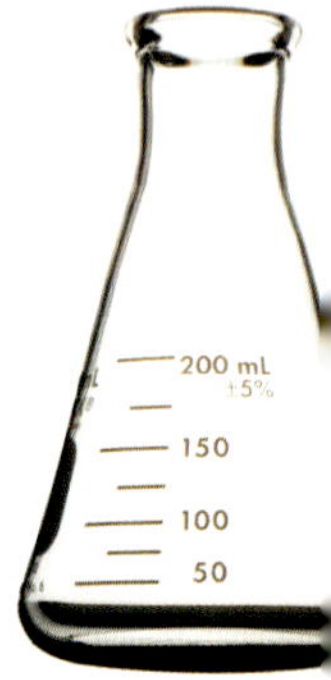

Am Ende der Lagerung haben sich drei Schichten abgesetzt. Ein gelbliches, ganz leichtes Öl schwimmt an der Oberfläche, darunter befindet sich eine transparente kürbisfarbene, wasserlösliche Flüssigkeit und auf den Boden ist eine dunkle, schwere, wiederum öllösliche Schicht abgesunken.

Weiter verarbeitet wird einzig und allein die mittlere Schicht, die von den beiden anderen jetzt in sehr aufwändiger Weise getrennt werden muss.

Um den "reifen Baumessig" zu erhalten muss diese kürbisfarbene Flüssigkeit erneut mit verschiedenen High-Tech-Methoden raffiniert werden. Es schließen sich zahlreiche Filtrationsvorgänge an, bis man einen klaren, transparenten Essig mit einem pH-Wert von 2,5 bis 3 erhält.
Es ist ein Produkt von höchster Reinheit und Güte entstanden: der hochwertige „Citrus Nobilis", der "Champagner unter den Baumessigen".

Um den Mandarinen-Baumessig zu gesundheitlichen Zwecken möglichst einfach anwenden zu können, wird er zu einem Pulver weiterverarbeitet. Dieses unterscheidet sich je nachdem ob es äußerlich oder innerlich angewendet wird. Aber dazu später mehr.

Der gesamte Herstellungsprozess erfolgt nach einem ökologisch zertifizierten Verfahren nach einem international anerkannten Reglement. Das garantiert, dass in allen Bereichen und Ebenen der Produktion große Rücksicht auf Natur und Umwelt genommen wird was wiederum einen wichtigen Einfluss auf die Güte, Qualität und ganzheitliche Wirksamkeit hat.

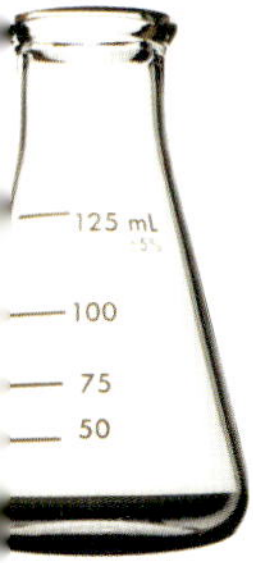
125 mL
100
75
50

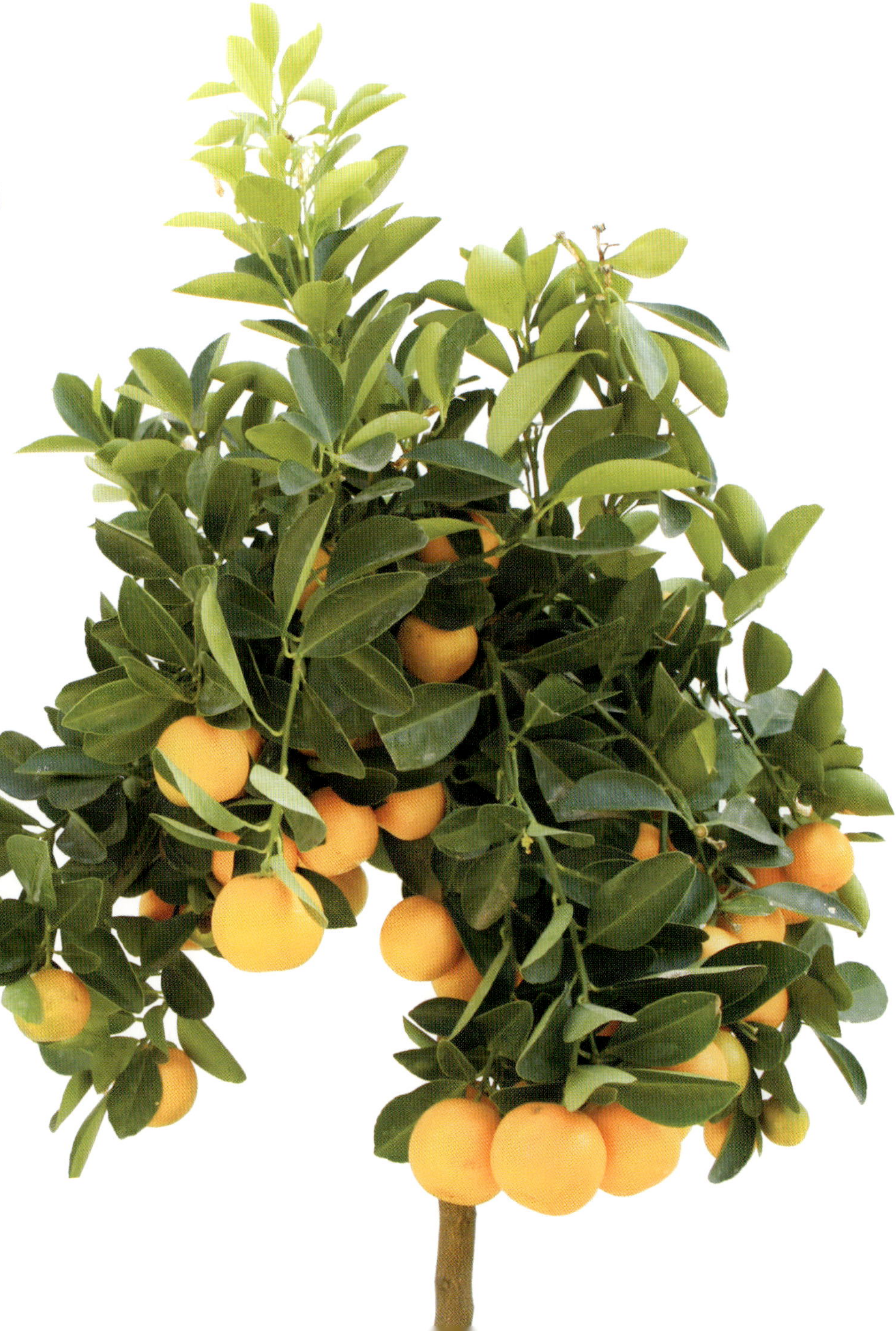

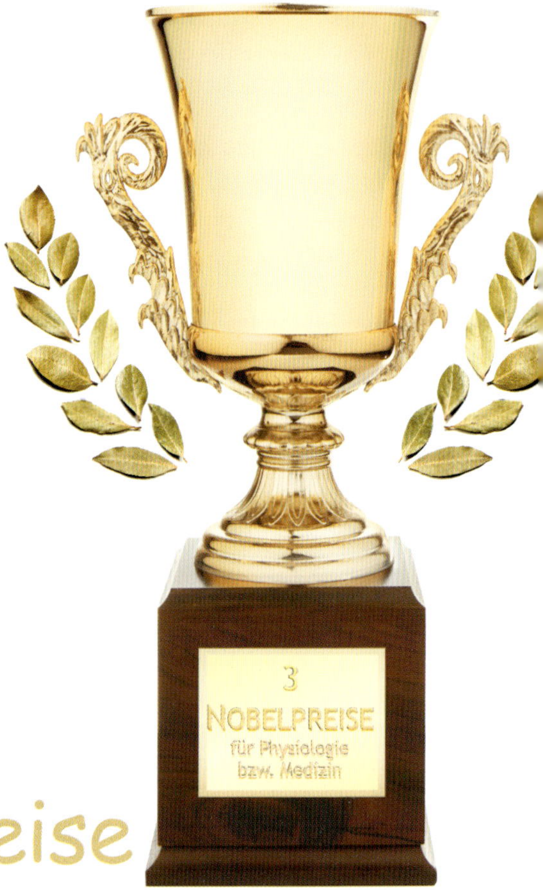

3 Nobelpreise

Forschungen über Essigsäure, den Hauptinhaltsstoff von Baumessig wurden bereits dreimal mit dem Nobelpreis ausgezeichnet.
Ist dies nicht der beste Beweis für den Essig und seine Wirkung? Die Essigsäure hat eine sterilisierende und antitoxische Wirkung, sie tötet verschiedene Bakterien wie beispielsweise Kolibakterien ab und beugt Entzündungen vor. Sie löst die Milchsäure, den Stoff, der im Körper für Ermüdung sorgt, rasch auf und hilft dabei, dass man sich schnell wieder fit fühlt.

1945 erhielt Dr. Artturi Ilmari Virtanen aus Finnland den Nobelpreis für Chemie. Er entdeckte, dass die Nahrung, die wir zu uns nehmen, durch Verdauung und Absorption in Energie umgewandelt wird. Diese Energie entsteht durch die

Wirkung der Essigsäure und verschiedener organischer Säuren.

1953 wurden der Engländer Dr. Hans Adolf Krebs und der Amerikaner Dr. Fritz Albert Lipmann für ihre Erforschung der organischen Säuren, die Müdigkeitsstoffe im Körper verschwinden lassen, mit dem Nobelpreis für Physiologie bzw. Medizin ausgezeichnet.
Sie bewiesen: Wenn man körperlich oder geistig großem Stress ausgesetzt ist entsteht im Körper Milchsäure, eine Ursache des Alterns. Sammelt sich zu viel Milchsäure an, wird man krank.
Die organischen Säuren im Baumessig verhindern die Entstehung oder aber lösen bereits vorhandene auf.

1964 wurde dem Amerikaner Dr. Konrad Bloch und dem Deutschen Dr. Feodor Lynen ebenfalls der Nobelpreis für Physiologie bzw. Medizin verliehen. Sie hatten das Zusammenwirken von Nebennierenrindenhormon, Essigsäure sowie verschiedenen organischen Säuren erforscht.

Dabei sind sie zu dem Ergebnis gekommen, dass die Bestandteile der Essigsäure und verschiedener organischer Säuren die Sekretion des Nebennierenrindenhormons fördern.
Auf diese Weise wird Stress, die Ursache für viele Krankheiten, abgebaut.

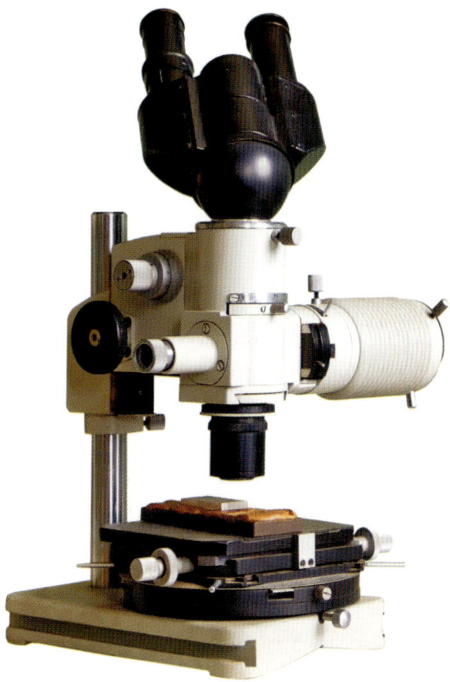

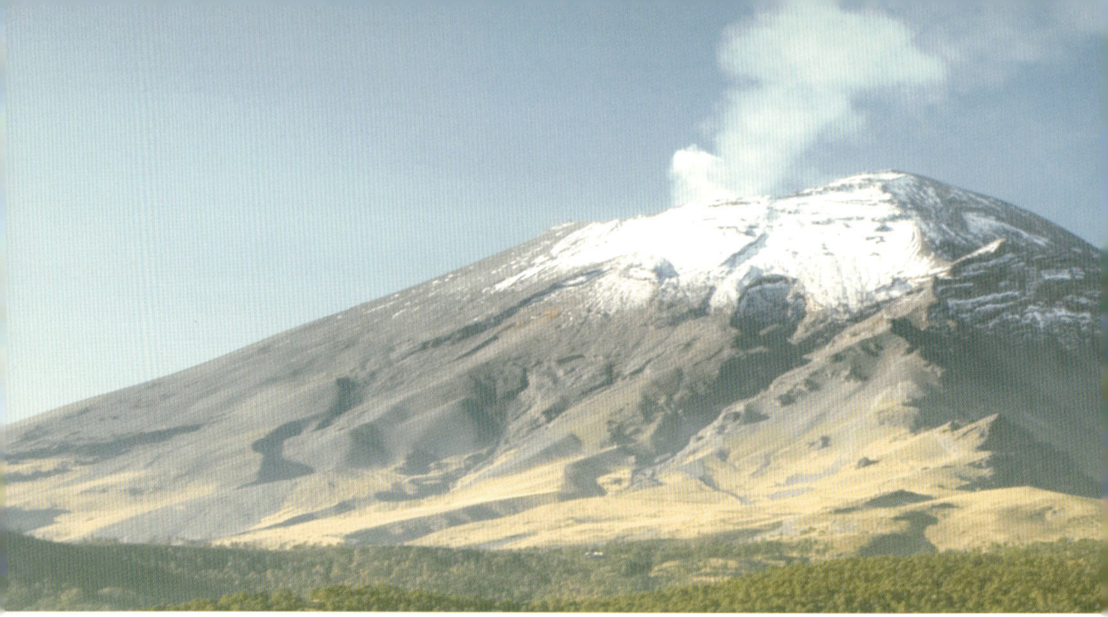

Wissenschaftlich erfors

Inhaltsstoffe

Mittlerweile hat man über 200 organisch-chemische Verbindungen, die auf vielfältige Weise genutzt werden können, im Baumessig nachgewiesen. Zudem enthält er noch viele weitere nicht erforschte Bestandteile.
Es gibt immer noch Substanzen die unsere moderne Wissenschaft trotz feinster High-Tech-Analysemethoden nicht vollständig erklären oder gar künstlich herstellen kann: Beispielsweise Blut und Meerwasser - und auch der Mandarinenbaumessig gehört dazu.
Ein geheimnisvolles Zusammenwirken erforschter und unerforschter Bestandteile weckt weiterhin reges Interesse für immer neue wissenschaftliche Untersuchungen und Anwendungsbereiche.

Essigsäure, Kalzium und Magnesium halten im Baumessig den größten Anteil. Organisch-chemische Verbindungen wie Fettsäuren stellen den zweitgrößten Faktor dar. Weitere hochwirksame Substanzen runden die ganzheitliche

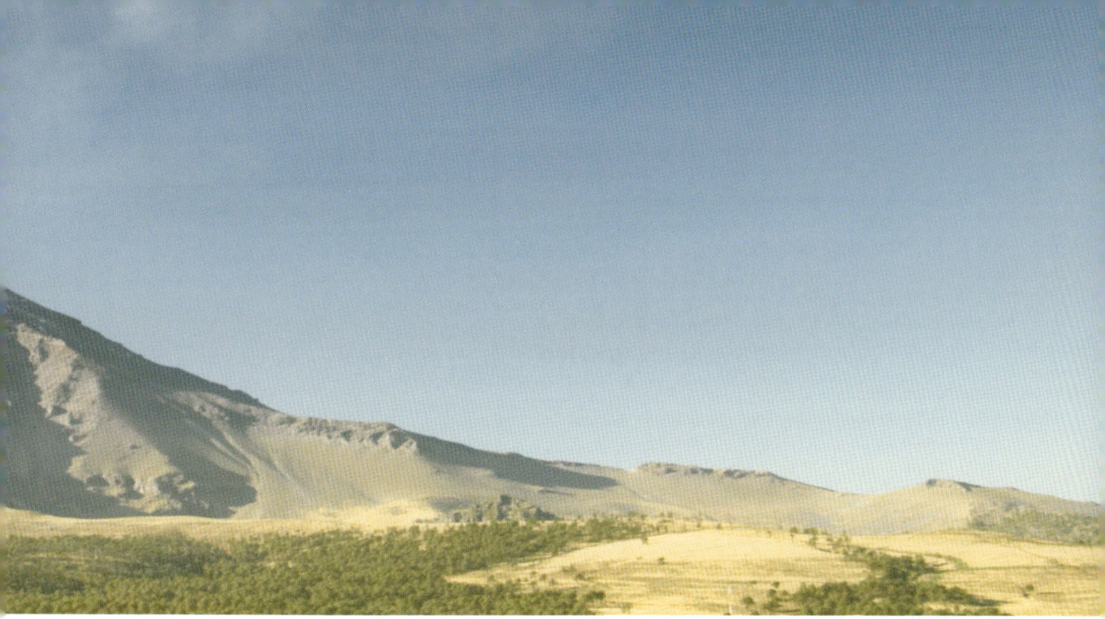

te Substanzen

Wirkung des Mandarinen-Baumessigs ab. Eine Gruppe davon sind die Fulvate. Will man die geniale Wirkung des Mandarinen-Baumessigs verstehen, sollte man sich auch mit diesen Fulvaten beschäftigen.

Fulvate

Im Mittelpunkt des jüngsten wissenschaftlichen Interesses stehen die organischen Fulvosäuren. Sie stellen wohl eine der faszinierendsten, biochemischen Entdeckungen der letzten Jahrzehnte dar.
Die wertvollen vital- und nährstoffreichen Substanzen werden durch die Wurzeln des Mandarinenbaumes aufgenommen und gelangen so in dessen Holz. Der Fulvosäure-Komplex wirkt in der ganzen Pflanze, in den wohlschmeckenden Früchten, in den Blättern und im Holz wie ein Katalysator. Die Zellaktivität, der Stoffwechsel und die Sauerstoffaufnahme werden in bemerkenswerter Weise gefördert.

Die Fulvate sind in der Lage eine Vielzahl von Enzymen zu aktivieren. Sie unterstützen die Energiegewinnung, schützen den Organismus vor toxischen Substanzen, insbesondere vor Schwermetallen aus Umweltbelastungen und vor freien Radikalen, die bei Stress und durch Ozonbelastung entstehen. Sie laden die Zellen mit elektrischer Energie auf.
Ein angenehmer Nebeneffekt der wirksamen Nährstoffverarbeitung ist der gesteigerte Fettabbau - sehr vorteilhaft bei einer Diät. Außerdem fördern Fulvate die Aufnahme von Kalzium, das unter anderem für den Knochenaufbau und den gesamten Stoffwechsel so wichtig ist.

Aus diesen vielfältigen Wirkweisen auf den Organismus lässt sich auch das Geheimnis erklären, warum Bäume und Pflanzen aus Felsspalten herauswachsen können und dort sogar bestens gedeihen. Sie leben hier von den komplexen Fulvaten, Mineralien und von energiereichem Licht.

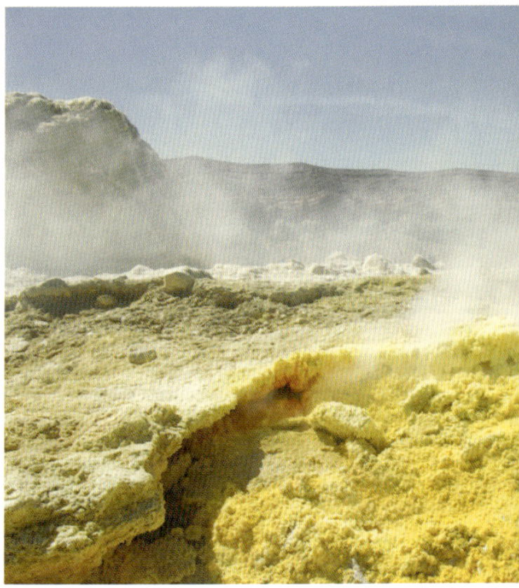

Schwefelhaltige Verbindungen

Schwefel ist für alle Lebewesen ein lebenswichtiges Element. Schwefel ist ein grundlegender Baustein von Enzymen und Immunglobulinen, sowie Bestandteil einiger wichtiger Aminosäuren. Jede Körperzelle enthält Schwefelverbindungen. Sie sind für das Überleben der Zelle maßgeblich. Schwefel wirkt entzündungshemmend und ermöglicht dem Körper zerstörte Zellen und

Gewebsstrukturen wieder herzustellen. Zudem hat er die Fähigkeit sogar Schwermetalle zu binden.
Schwefelverbindungen sind schmerzlindernd in Gelenken, Sehnen, bei Bandscheibenproblemen und zahlreichen anderen Störungen im Muskel- und Bewegungsapparat.
Man kennt die heilungsfördernde Wirkung auch aus den schwefelhaltigen Thermalbädern.

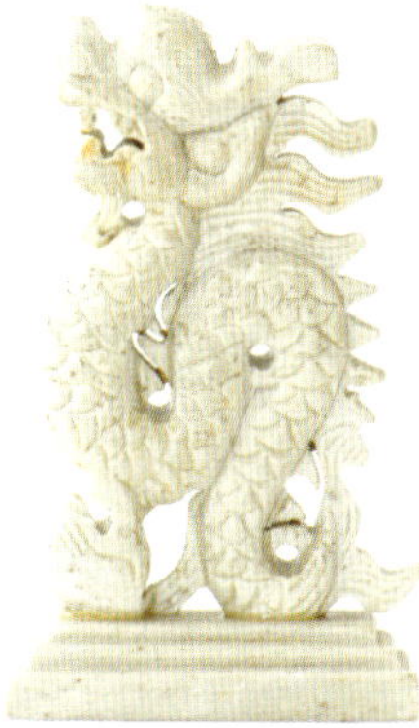

Das Schlüsselenzym

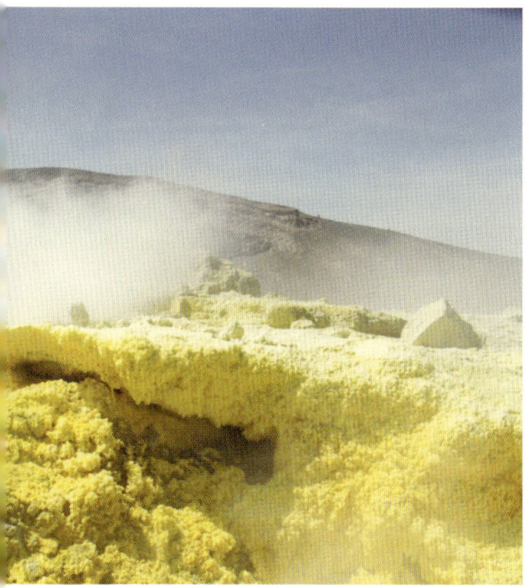

Schwefel setzt sich in vulkanisch aktiven Zonen in höchster Reinheit in Form von gelben Kristallen ab.

Das Schlüssel-Enzym „Superoxid Dismutase“ stellt den wichtigsten Bestandteil des Baumessigs und komplettiert die Wirkung der Inhaltsstoffe. Man kann sich gut vorstellen, dass durch einen schonenden Pyro-Destillations-Prozess der Lebensenergie-Komplex ideal erhalten bleibt und sich sogar noch konzentriert.
Deshalb weist dieser außergewöhnliche Baumessig auch eine so verblüffende Energiebilanz auf.
Je mehr organische Säuren ein Produkt enthält, desto besser ist es für die Gesundheit. Mandarinen-Baumessig beinhaltet einen sehr hohen Anteil solch organischen Substanzen. Dies ist mit ein Grund warum er den Baumessig gegenüber herkömmlichem Essig so wertvoll macht.

Bekannt ist, dass all diese organischen Substanzen den Stoffwechsel im Körper positiv beeinflussen, das Immunsystem stärken und so einen intensiven Einfluss auf die Gesundheit haben.
Daher ist ein Baumessig mit einem besonders hohen Gehalt an organischen Säuren wesentlich wirksamer als mit geringerem Anteil.

Vitamine

Das weiß jedes Kind: Vitamine sind wichtig um gesund zu bleiben.
Das Mandarinen-Baumessig Pulver enthält besonders viele davon: Die Vitamine A, C und B6, die Panthothensäure, sowie B1 und B2 in recht großer Menge.

Die Qualität des Mandarinen-Baumessig Pulvers ist entscheidend von der Güte des raffinierten Baumessigs abhängig.

Vitamine braucht der Körper täglich

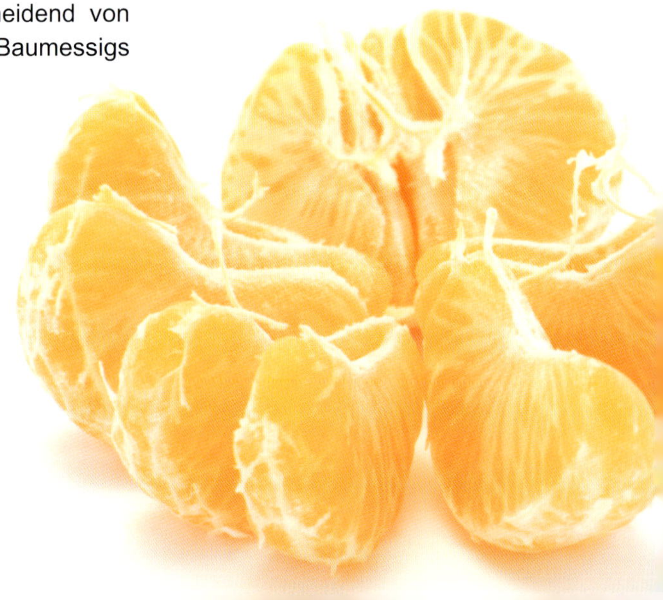

Antioxidative Wirkung

Jegliche Alterung ist auf Oxidationsvorgänge in den Zellen zurückzuführen. Hervorgerufen durch Stress, Umweltgifte, UV-Strahlen, Ozon und unsere westliche Lebensweise bilden sich im Körper aggressive Sauerstoffverbindungen - auch freie Radikale genannt. Diese gilt es so schnell wie möglich unschädlich zu machen.
Eine wichtige Rolle spielt dabei das Mandarinen-Baumessig Pulver, da es nachweislich eine antioxidative Wirkung hat. Damit schützt es aktiv die Zellen und hält sie frisch und gesund.

Antibakterielle Wirkung

Mandarinen-Baumessig Pulver besitzt sowohl antibakterielle wie auch antivirale Eigenschaften und kann daher Erkältungen und Infektionen fernhalten.

In Asien hat es Tradition den Körper mit einer Mandarinen-Baumessig Kur im Frühjahr und im Herbst zu stärken und zu schützen.

기쁨

Ionisierende Wirkung

Das Mandarinen-Baumessig Pulver bewirkt zudem eine Minus-Ionisierung im Körperumfeld, die der Positiv-Ionisierung, welche durch schädliche Strahlungseinflüsse wie z. B. Elektrosmog entsteht, entgegenwirken kann. Bei einer Positiv-Ladung bekommen wir eher Kopfweh, fühlen uns matt, sind vielleicht schlecht gelaunt. Wir sind gereizter und "irgend etwas stimmt nicht".

Eine verstärkte Konzentration von Minus-Ionen in der Luft entsteht nach Regen und Gewitter, am Meer, am See, in den Bergen und gut spürbar auch an Wasserfällen.

Es handelt sich dabei um eine Atmosphäre die ein starkes Wohlgefühl auslöst. Man kann leichter Stress abbauen und fühlt sich frei und unbeschwert.
Ähnliches geschieht durch die äußerliche Anwendung von Mandarinen-Baumessig Pulver in Form von Pads.

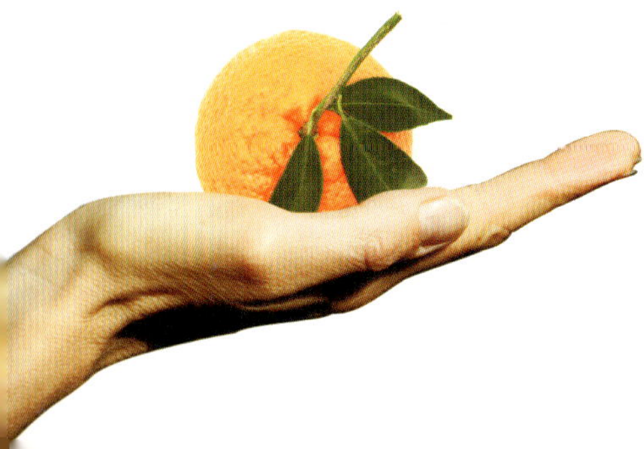

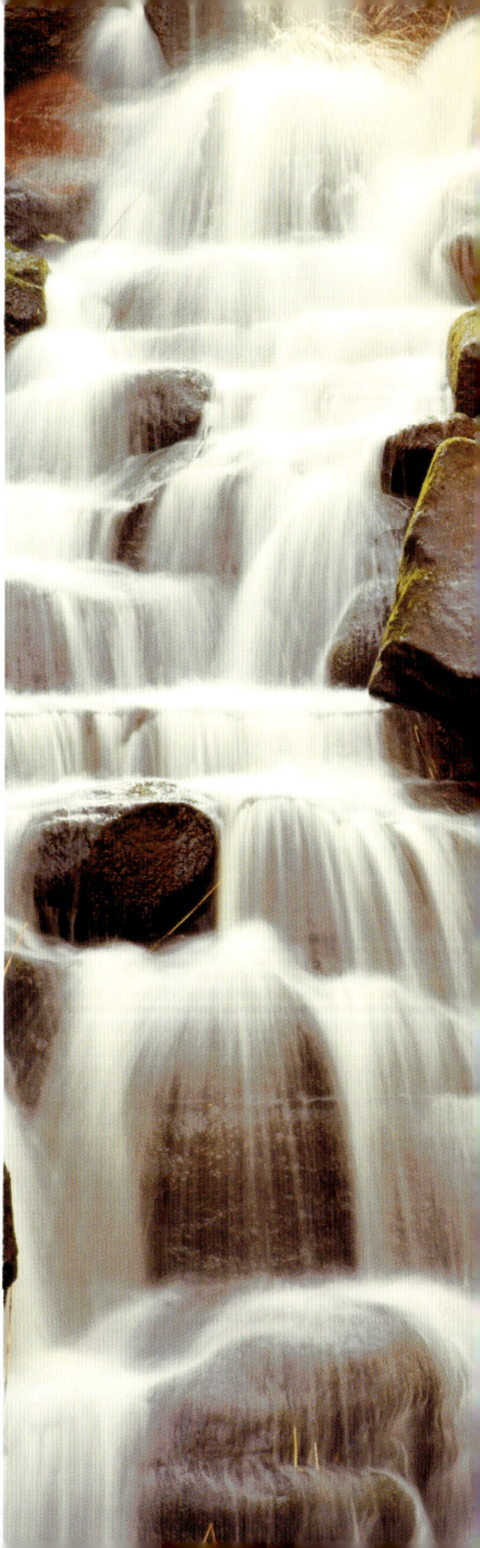

Fern-Infrarot Wirkung

Fern-Infrarot Wellen sind lebensnotwendige Bestandteile des Sonnenlichts. Deshalb fühlen wir uns bei Sonnenschein wohler, vitaler und können Stress besser verkraften. Er gibt uns mehr Lebensfreude und wir haben bessere Laune.
Das Mandarinenbaumholz hat sehr viel solcher Fern-Infrarot Energie gespeichert, die auch das Mandarinen-Baumessig Pulver bereichert.
So kann das Pulver, äußerlich angewendet bei Muskelverspannung oder auch Arthritis ein wahrer Segen sein.

Die Fern-Infrarot Wellen sind ein Teil des unsichtbaren, langwelligen Strahlungsspektrums, das gezielt zu bestimmten Therapien eingesetzt wird.
Die Infrarotstrahlen, auch „Strahlen des Lebens" genannt, wirken sehr positiv auf die Zellen. Sie fördern die Blutzirkulation, den Stoffwechsel und stärken die Regenerationsfähigkeit der Zellstruktur. Hierdurch werden wiederum die Abwehrkräfte des Körpers unterstützt und so manche Krankheit ist schneller überstanden.

Urlaub
für Körper, Geist
und Seele

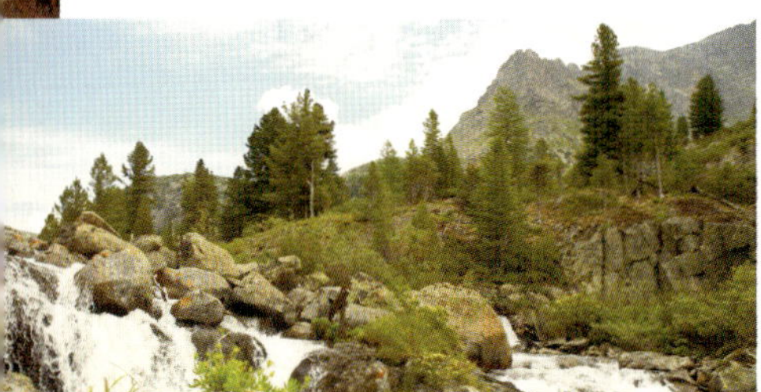

Diese Fern-Infrarot Wirkung ist mit ein Grund weshalb das Mandarinen-Baumessig Pulver auch als geheimnisvoll bezeichnet wird.

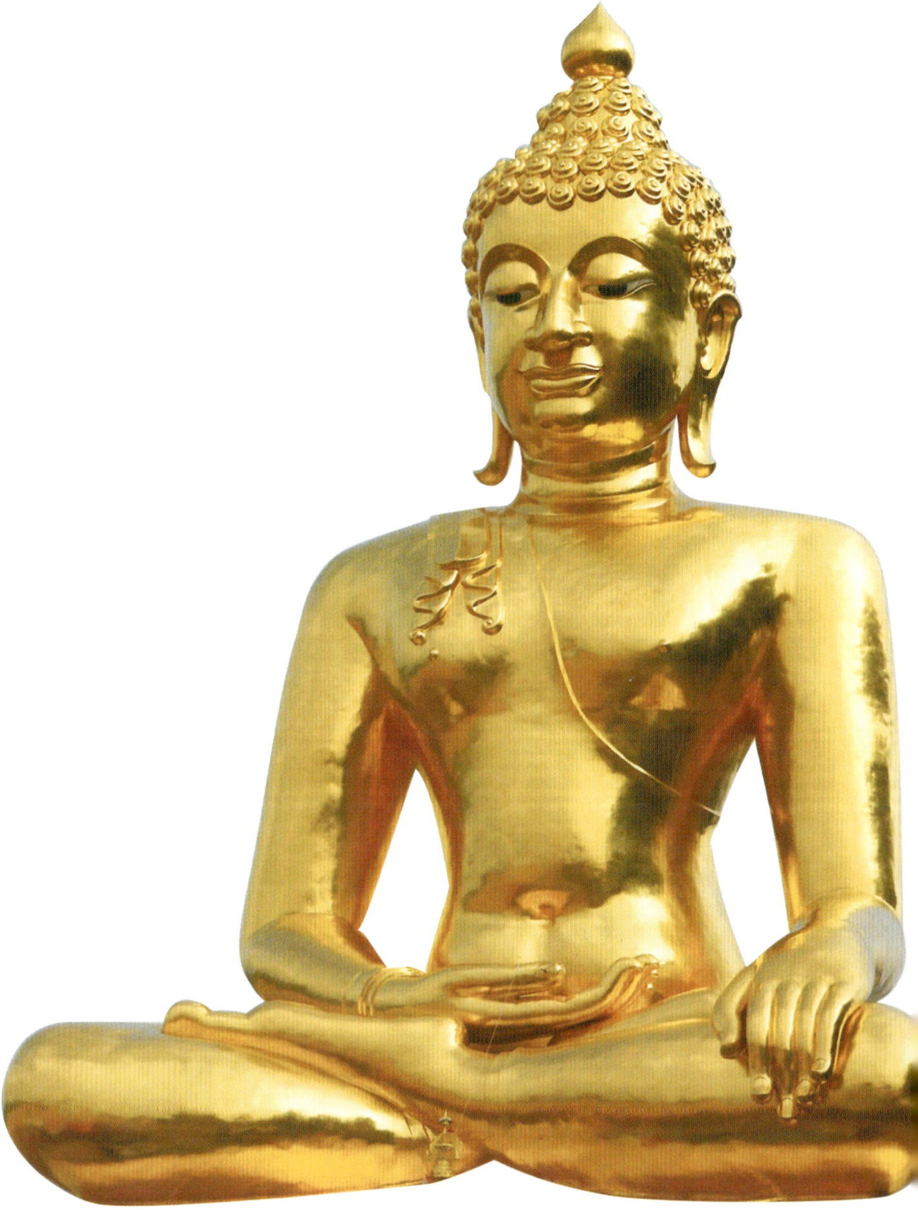

Entgiften und Entschlacken

Das Mandarinen-Baumessig Pulver kann Schadstoffe und auch Stoffwechselmüll direkt aus der Zelle abtransportieren. Damit hilft es der Zelle bei der Regeneration und macht es ihr möglich neue Kräfte zu sammeln.
Das Pulver besitzt auch eine entgiftende Wirkung, weil es den Körper unterstützt die schädlichen Stoffe zu neutralisieren sowie Schwermetalle und Stoffwechselschlacken auszuleiten.
Es entgiftet die Leber und regt sie an. Ebenso kann das Pulver beim Alkoholabbau behilflich sein und die Verdauung wieder in Schwung bringen.

기쁨

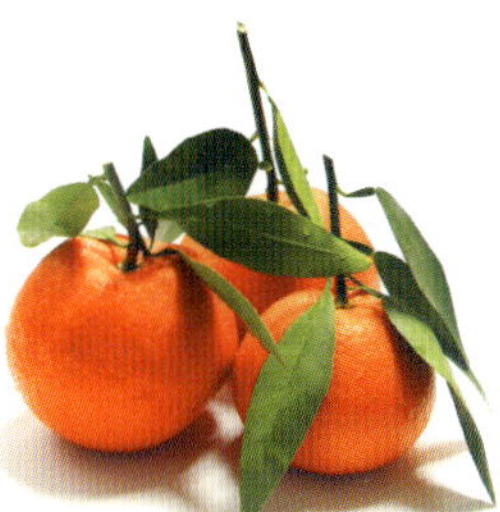

Entsäuern

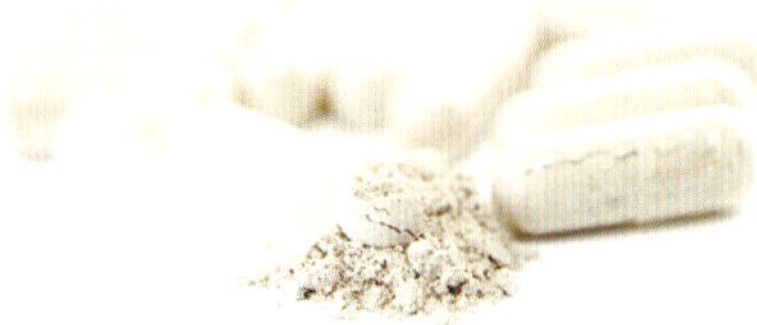

Der Berufsalltag oder das Privatleben bringt auch mal Ärger mit sich. Und da kommt uns dann oft der Satz über die Lippen: “Ich bin so richtig sauer”! Wenn wir so etwas sagen, dann sind wir in den meisten Fällen tatsächlich sauer. In unserem Organismus herrscht eine Übersäuerung.

Schon lange Zeit befassen sich Ganzheitsmediziner mit diesem Thema und versuchen damit die Entstehung vieler Erkrankungen und Befindlichkeitsstörungen zu klären.
Viele Menschen haben ein gesundheitliches Problem, rätseln nach der Ursache und ahnen nicht, dass es sich oft einzig und allein um eine Übersäuerung des Organismus handelt.
Im Grunde genommen ist es eine Bindegewebsübersäuerung. Viele sagen bei diesem Thema: “Übersäuerung? Das ist bei mir unmöglich. Ich esse keine Zitronen, kein Sauerkraut und keine sauren Gurken. Warum sollte ich übersäuert sein?“ Das hat damit überhaupt nichts zu tun. Im Gegenteil:

Frisches Obst
und knackiges Gemüse
können so lecker sein:
Die richtige Ernährung
ist der erste Schritt

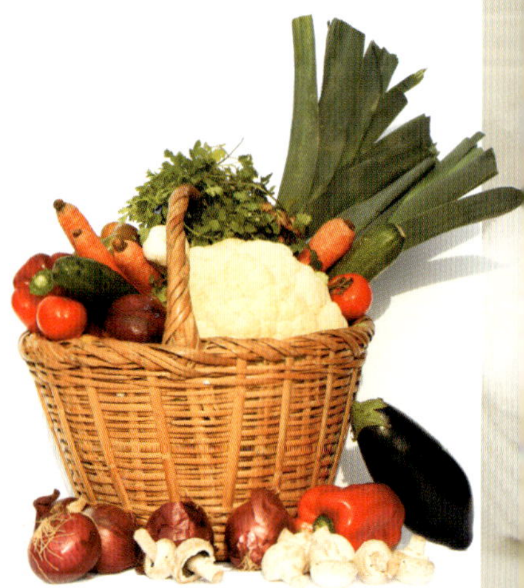

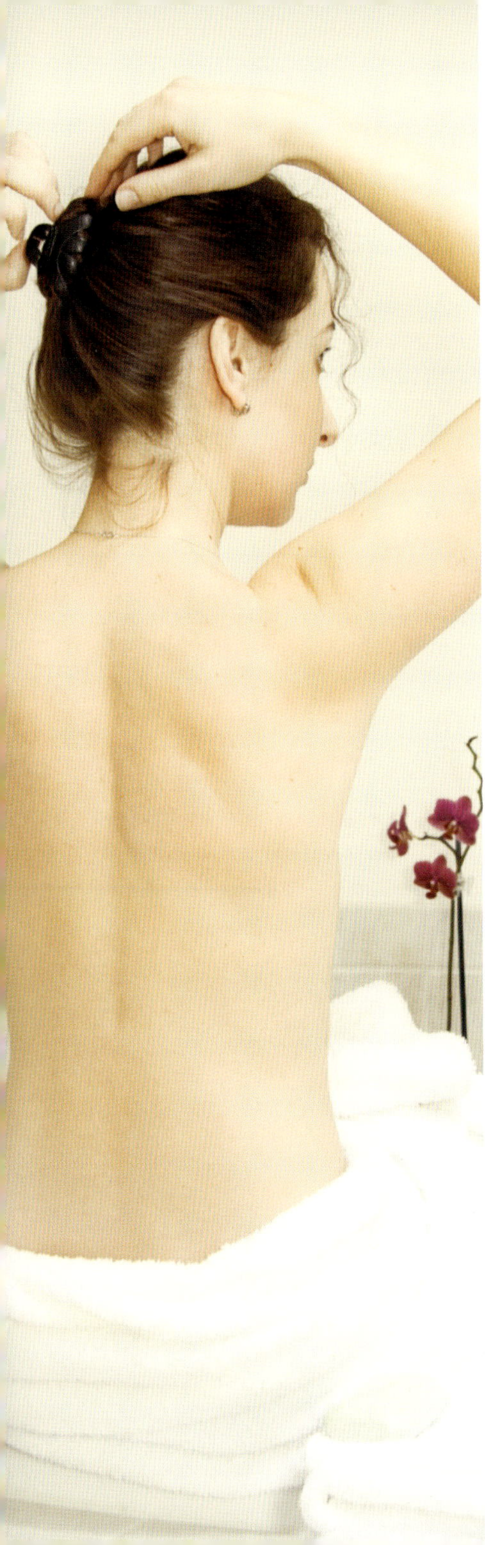

Zitronen, Sauerkraut, saure Gurken und Ähnliches schaffen im Körper basische Voraussetzungen.

Viele Menschen wissen noch recht wenig über dieses Thema.
Im gesunden Menschen sollte das Verhältnis 70% Basen zu 30% Säuren herrschen. Säuren, die in zu großen Mengen belastend sind brauchen nämlich Basen zum Abbauen.
Heute ist das Verhältnis aber meist umgekehrt. 30% Basen und 70% Säuren. Und das macht allmählich krank. Wir müssen das mit unserem täglichen Essen verhindern. Als Faustregel gilt: "Die Säuren liefert der Fleischer und der Zuckerbäcker, die Basen der Obst- und Gemüsehändler!"

"Säuren machen schlaff - Basen machen straff!"

Eine Übersäuerung entsteht nicht von heute auf morgen. Sie baut sich im Laufe der Jahre auf, wenn jemand viel Fleisch und Innereien isst, ausschließlich Produkte aus Weißmehl und Zucker genießt, viel Süßes nascht und überdies ständig unter der Hektik und dem Druck unserer Zeit leidet. Auch Fertiggerichte tragen dazu bei, sowie Mineralwässer mit einem hohen Anteil an Kohlensäure. Ein Übriges tragen Bewegungsmangel, Schlaflosigkeit und Schadstoffe aus der Umwelt bei.

Was stört das Gleichgewicht zwischen Säuren und Basen? Was führt denn nun zu einer Übersäuerung? Es gibt viele Gefahren im Leben des Menschen, welche den Säureanteil erhöhen und das richtige Verhältnis Säuren-Basen aus dem Gleichgewicht bringt.

Solange die basischen Elemente im Körper überwiegen, können die Säuren von diesen neutralisiert und ungefährlich gemacht werden. Sind nun aber die Säuren in zu großen Mengen vorhanden, dann setzen sie sich im Bindegewebe ab. Sie blockieren den Abtransport von Stoffwechselabfällen und Giftsubstanzen. Die Körperzellen ersticken in diesem Müll und können ihre Aufgaben nicht mehr erfüllen. Damit ist die verhängnisvolle Basis für eine Reihe von Gesundheitsstörungen gegeben. Vor allem reagieren Enzyme und Hormone empfindlich auf eine Übersäuerung.

Es ist interessant: Der ph-Wert des Blutes spielt bei der Behandlung von lebensbedrohenden Krankheiten eine bedeutende Rolle. Bevor der Organismus stirbt, kippt der Säure-Basen-Haushalt ins Saure. Daher wird auf der Intensiv-Station der ph-Wert des Blutes regelmäßig gemessen.

Wenn der Körper eine längere Zeit mit Säuren überlastet ist, können zahlreiche Alltagsbeschwerden auftreten: entzündetes Zahnfleisch, schlechter Atem, eine deutliche Empfindlichkeit der Zähne gegen Kälte, Hitze und Saures,

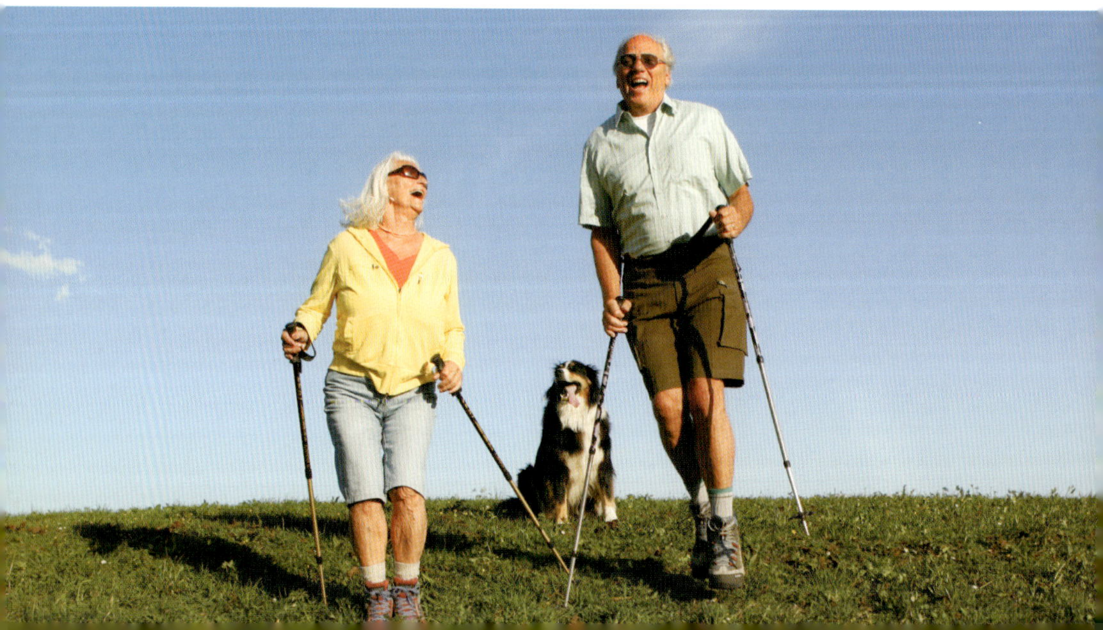

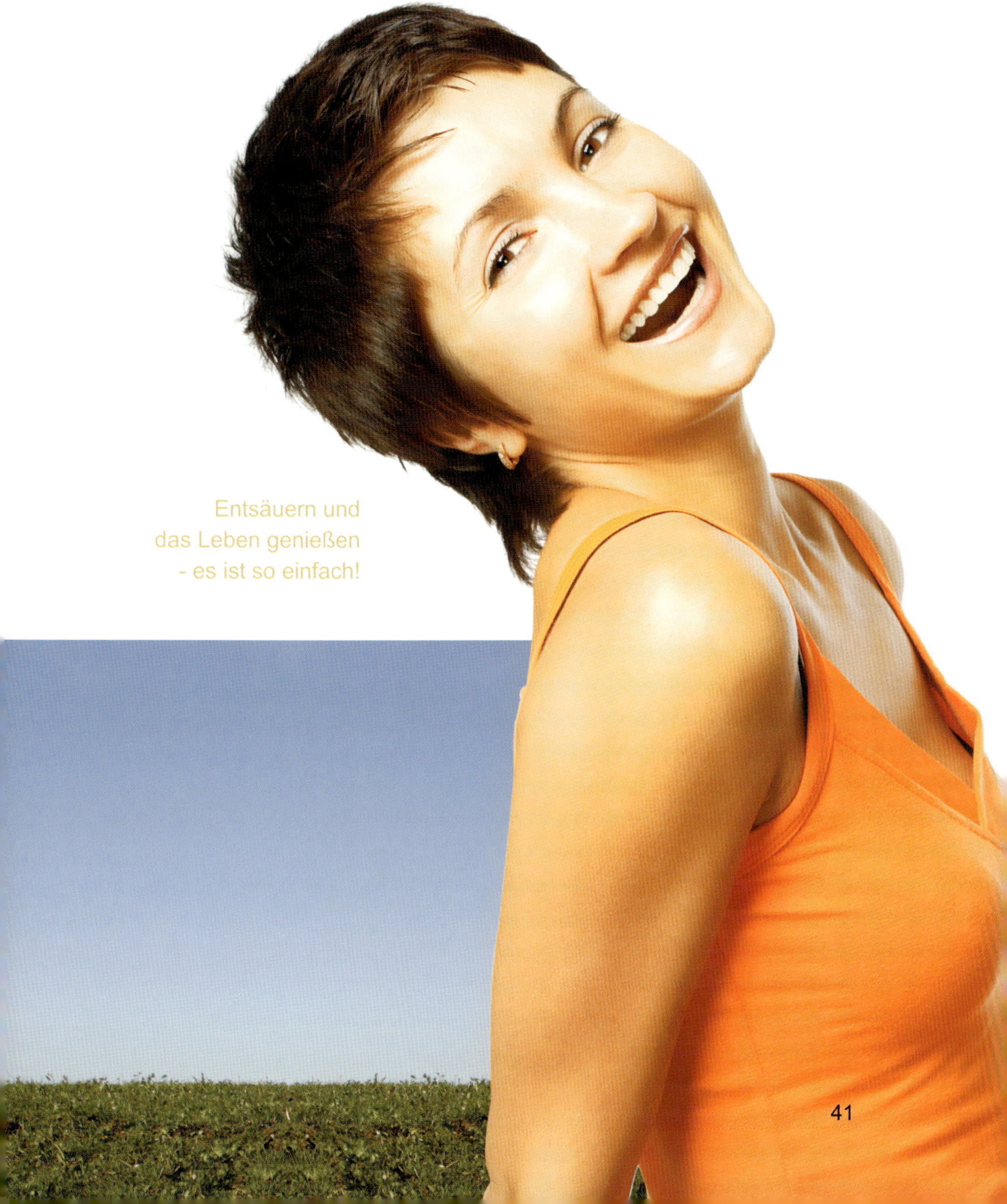

Entsäuern und
das Leben genießen
- es ist so einfach!

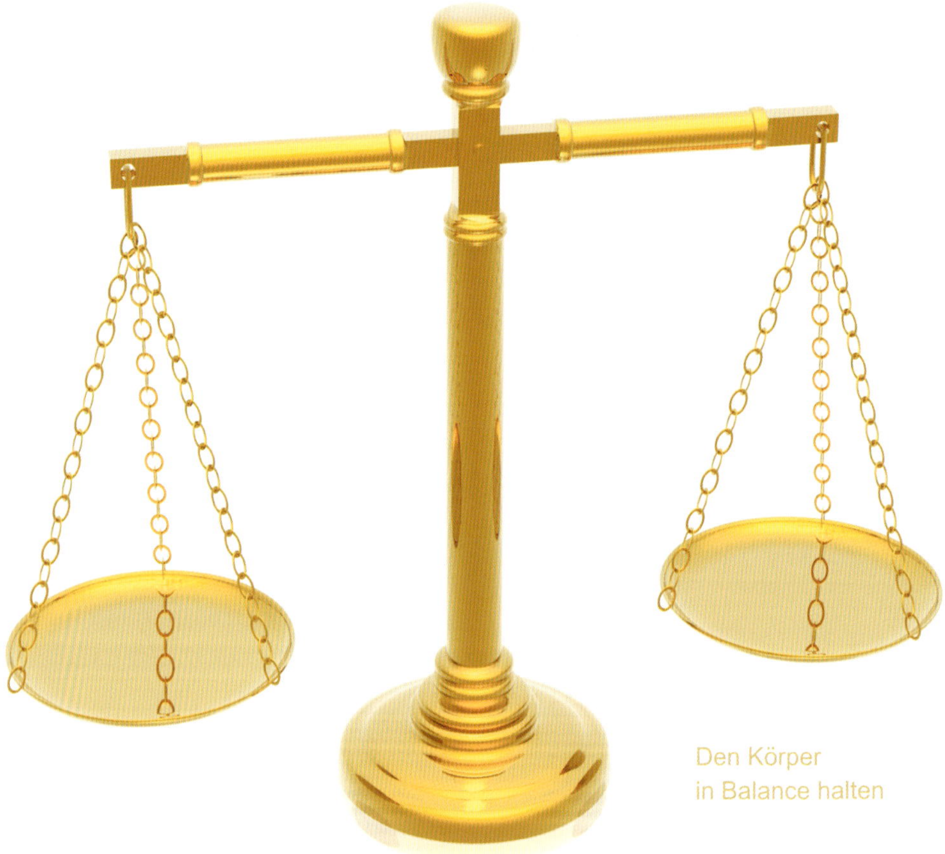

Den Körper
in Balance halten

Parodontose, verstärkte Infektanfälligkeit, brüchige und weiche Fingernägel, häufige Müdigkeit, kalte Füße und Hände, trockene, rissige Haut, glanzloses Haar, Haarausfall, depressive Zustände, Migräne, erhöhte Leberwerte, Blähungen und Völlegefühl, Ischias, Gelenkbeschwerden, Osteoporose, nächtliche Muskelkrämpfe und Schlafstörungen.
Auch das Herz und das Gehirn sind durch Säure-Attacken gefährdet. Sogar hinter Pilzerkrankungen, Akne und Cellulite kann eine Übersäuerung stecken.

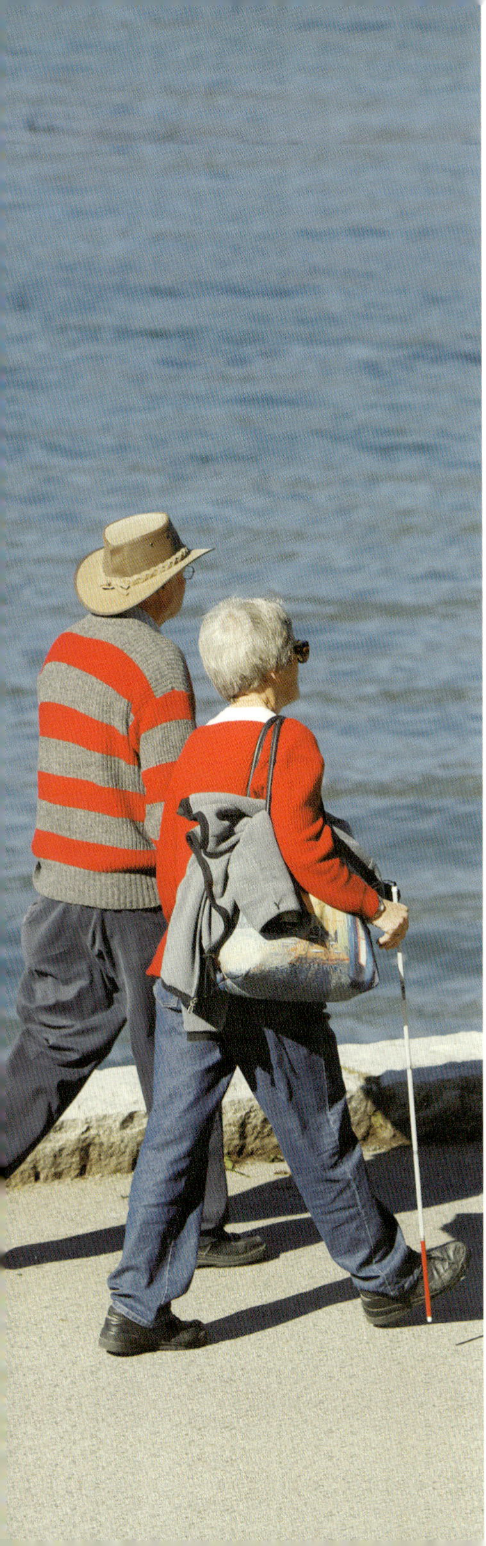

Wenn solche gesundheitlichen Störungen auftreten und sie trotz gezielter Behandlung nicht besser werden, sollte man also immer eine Übersäuerung als Ursache ins Auge fassen. So kann unter diesem Gesichtspunkt doch ziemlich rasch eine Besserung eingeleitet werden.
Man weiß, dass der Körper selbst eine Übersäuerung abbauen kann, dafür jedoch Mineralstoffe und Spurenelemente benötigt.

Man muss seinen Körper einfach unterstützen und das harmonische Gleichgewicht zwischen Säuren und Basen wieder herstellen ansonsten wird man krank!

Der Mandarinen-Baumessig ist zwar eine Säure, doch er wird im menschlichen Körper basisch und hilft im Körper typische gesundheitliche Störungen zu beheben die durch Übersäuerung entstanden sind.
Der Betroffene kann wieder besser schlafen. Und auch die geistige Vitalität kehrt zurück. Muskelverspannungen, Gliederbeschwerden, Kreuzschmerzen, Kopfschmerzen bessern sich deutlich.

Eine gute und sinnvolle Unterstützung beim Entsäuern ist zweifelsohne immer sportliche Betätigung im Freien, weil über die Lungen beim Ausatmen ebenfalls Säuren abgebaut werden.

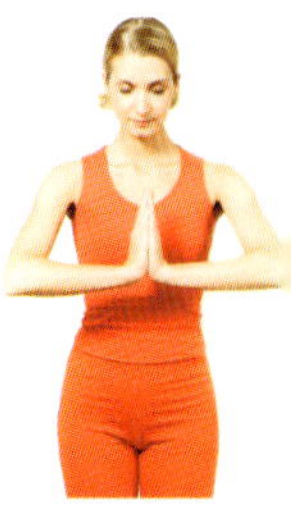

기쁨

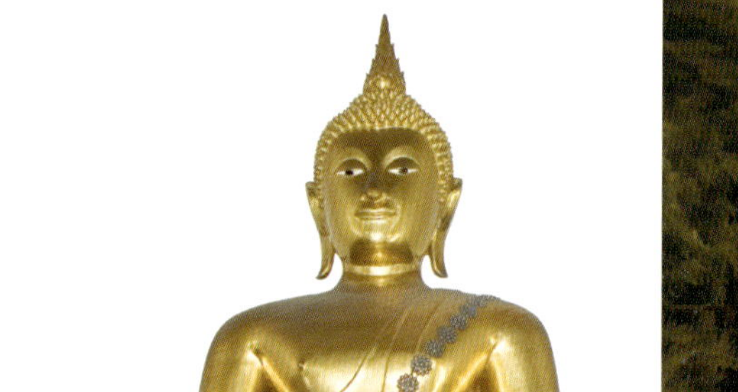

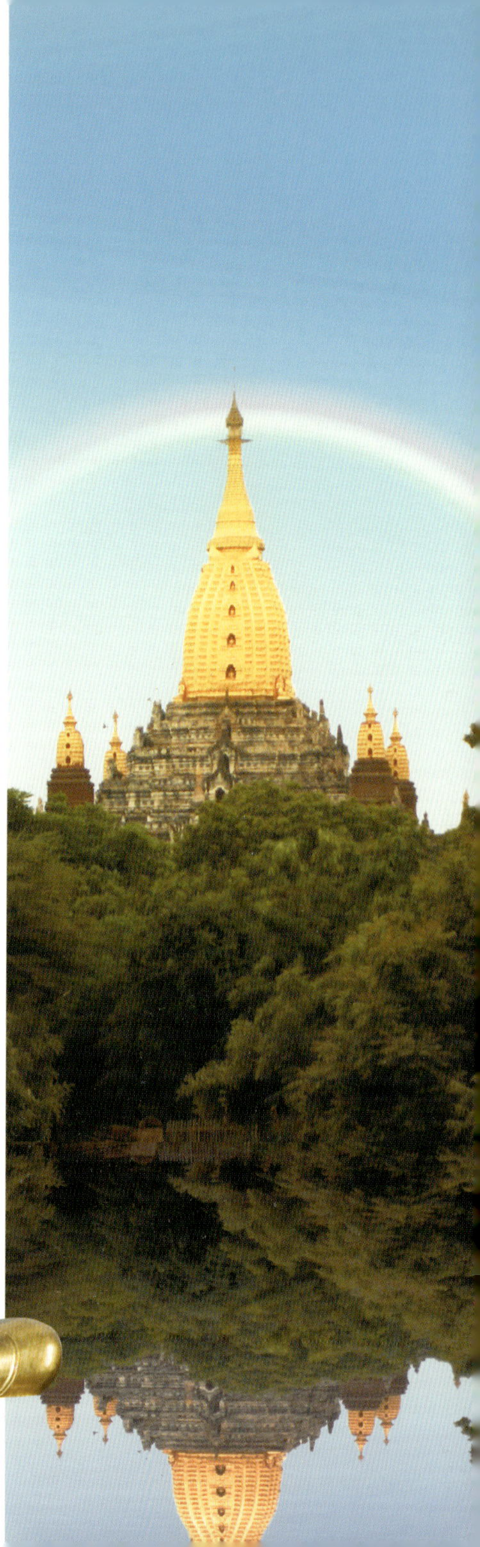

Traditionelles Mittel - moderne Anwendung

Das Mandarinen-Baumessig Pulver

Um den Mandarinen-Baumessig möglichst einfach für verschiedene gesundheitliche Zwecke anwenden zu können, wird er, wie bereits erwähnt, zu einem Pulver weiterverarbeitet. Das kann man sich schwer vorstellen, es funktioniert jedoch auf ganz simple Weise.
Denn über weitere Verarbeitungsprozesse wird dem Essig, der etwa 84,5% Wasser enthält, einfach dieses Wasser entzogen und zurück bleibt ein konzentriertes, wertvolles und lange haltbares Pulver mit allen wirksamen Inhaltsstoffen.
Dieses Pulver wird dann in Kapseln gefüllt und als wertvolles Nahrungsergänzungsmittel eingenommen.

Ebenso wie der Baumessig hat das Pulver durch seine über 200 Inhaltstoffe eine wunderbare Wirkung auf die Gesundheit von Menschern und Tieren. Die Substanzen können den Stoffwechsel ausbalancieren. Sie wirken in ihrer Zusammensetzung entschlackend und entgiftend und aktivieren den ganzen Körper. Oft gehören dann auch kalte Füße und Hände der Vergangenheit an.

Zusätzliche Inhaltstoffe

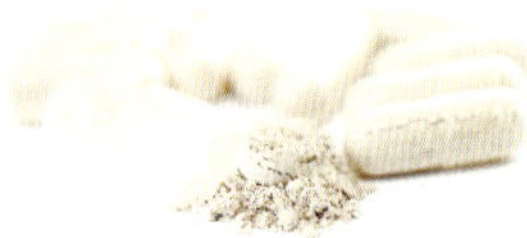

In Asien und auch bei uns werden oft noch zusätzlich weitere wertvolle Inhaltsstoffe wie Mineralien und Spurenelemente - in Pulverform - in die Kapseln gefüllt und so dem Organismus als wichtiges Nahrungsergänzungsmittel zur Verfügung gestellt. Wichtig sind z. B. Chrom, Folsäure, Mangan und Vitamine, um nur einige Beispiele zu nennen.

Für die äußerliche Anwendung wird der Mandarinen-Baumessig auf natürliches, organisches Stärkepulver wie Dextrin und Sorbitol aufgesprüht und getrocknet. Die Stärke stellt eine optimale Trägersubstanz für den Mandarinen-Baumessig dar. Das Ergebnis ist ein stark Wasser bindendes, so genanntes „hygroskopisches" Pulver, das wie ein Schwamm wirken kann. Für eine noch bessere äußerliche Wirkung kann dieses Pulver nun mit wertvollen Stoffen wie Edelsteinpulver und Mineralstoffen ergänzt werden.
Diese Rezeptur wird in kleine Beutelchen, auch Wirkstoffkissen oder Pads genannt, gefüllt und mit Pflastern auf die Haut geklebt.

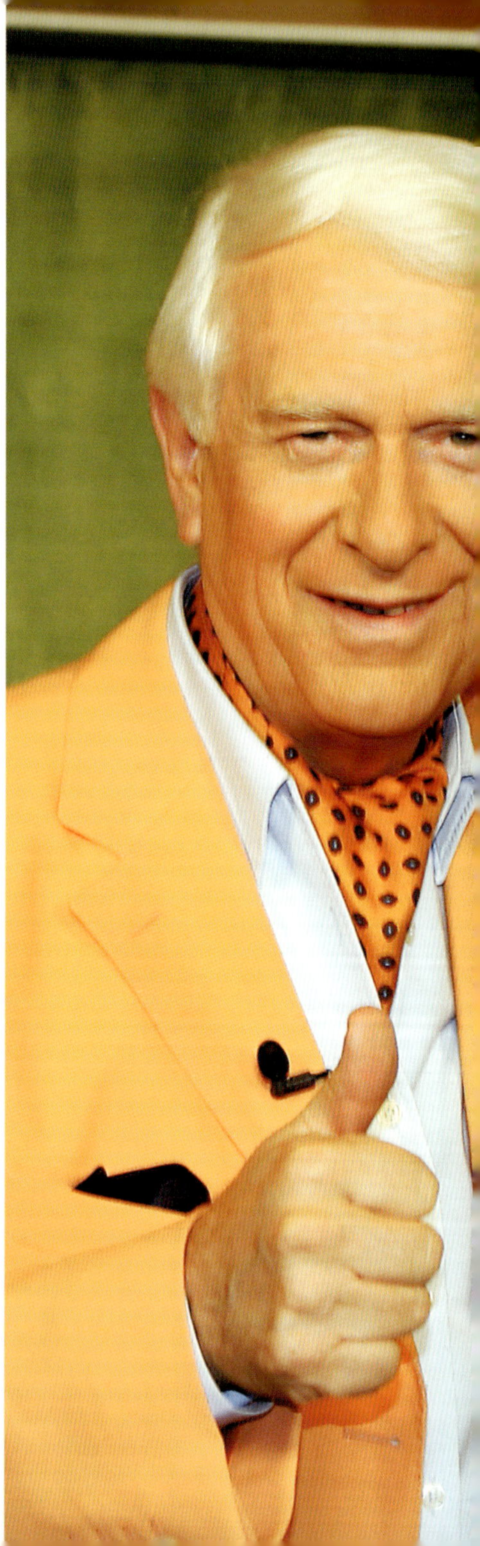

기쁨

Mandarinen-Baumessig Pads

Es kristallisierte sich heraus, dass der Mandarinen-Baumessig in dieser konzentrierten Pulverform optimale Eigenschaften aufweist.
Daraus entwickelte man ein Produkt mit höchstmöglicher Effizienz, das ebenso einfach wie vielfältig einsetzbar ist und bewährte Techniken der asiatischen Volksmedizin nutzt.

Pads sind ein ideales Medium um Wirkstoffe nutzbar zu machen. Das Pulver, in einem saugfähigen Kissen untergebracht, ist extrem gut geeignet um die Körperreinigung anzukurbeln und ausgeschiedene Schlacken, Säuren und Giftstoffe wie ein Schwamm aufzunehmen. Pads sind stark wasser- und schadstoffbindend.

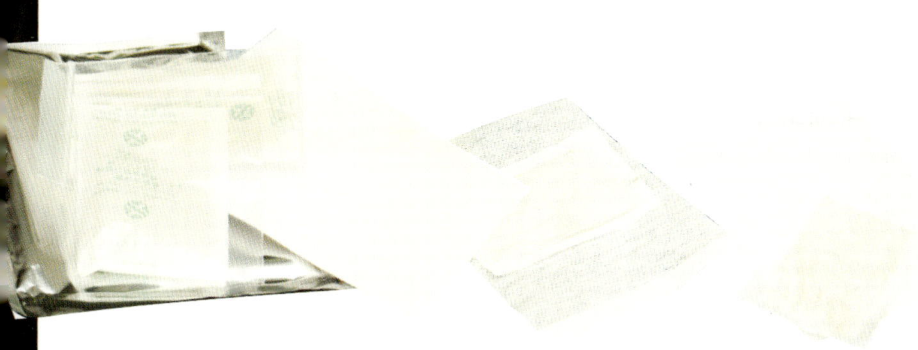

Wir wissen alle, dass in der Traditionell Chinesischen Medizin die Fußreflexzonen als eine der wichtigsten Bereiche gelten. Über sie lässt sich der gesamte Körper beeinflussen und behandeln. Sie werden sogar als das "zweite Herz" und als "dritte und vierte Niere" bezeichnet.
Hier ergeben sich interessante Parallelen zur westlichen Medizin und zu Pfarrer Kneipp. Als einer der ersten entdeckte er, dass der Körper über die Fußsohlen in der Lage ist zu entsäuern, zu entschlacken und zu entgiften.

Diese Methoden sind für Menschen jeden Alters geeignet – auch für Kinder. Jedoch sollten Schwangere zur Sicherheit vor jeder Anwendung immer ihren Arzt, Apotheker und Heilpraktiker befragen.

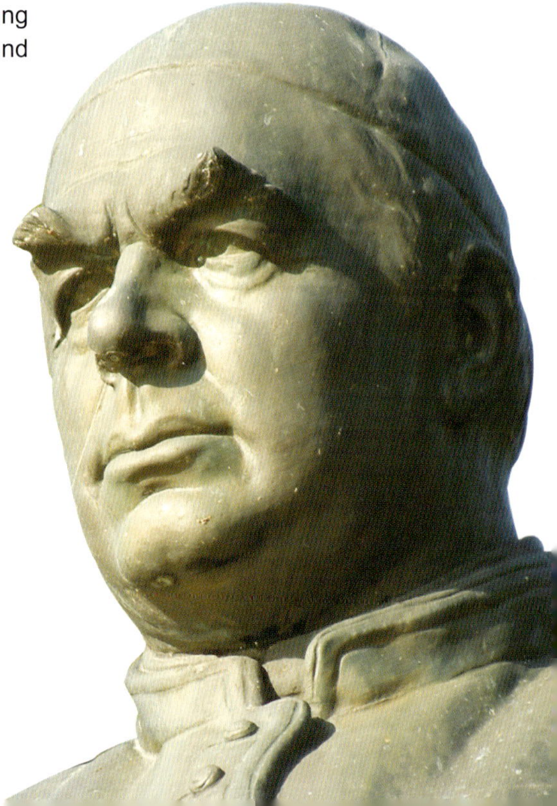

Die Fußreflexzonen

Die Fußreflexzonen-Massage ist eine sanfte, ganzheitliche Heilmethode. Auf den Fußreflexzonen liegen zahlreiche Nerven-Endpunkte, die über Nervenbahnen mit entfernten Körperstellen oder Organen verbunden sind. Die gezielte Massage der Fußreflexzonen regt die Durchblutung der entsprechenden Organe an und fördert somit die Ausscheidung von Ablagerungen. Die Selbstheilungskräfte des Körpers werden aktiviert und das Wohlbefinden gesteigert.

Die Reflexzonen sind der Schlüssel zu allen Organen und Körperteilen. Der gesamte Körper lässt sich von hier aus beeinflussen und behandeln. In der Traditionellen Chinesischen Medizin kennt man von Alters her die Bedeutung der einzelnen Punkte auf den Fußsohlen.
Sie werden dazu benutzt Blockaden zu beseitigen und den Energiefluss im Körper durch Stimulation der jeweiligen Reflexpunkte zu aktivieren.

Die Reflexzonentherapie ist eine Behandlungsform, die sich im Laufe der Zeit aus traditionellem Wissen zu einer wirkungsvollen und anerkannten Therapie entwickelt hat. Sie ist im Bereich der Komplementärmedizin angesiedelt und fördert die Selbstheilungskräfte des Menschen.
Als eigenständige Behandlung oder in Kombination mit anderen Methoden kann die Reflexzonentherapie oft eine gesamtheitliche Verbesserung gestörter Körperfunktionen erreichen.

Der Fuß "reflektiert" im verkleinerten Maßstab den Zustand des ganzen Menschen. Normalerweise hat ein gesunder Mensch einen schmerzfreien Fuß. Er ist warm, elastisch und gut durchblutet. Wenn sich bestimmte Bereiche des Fußes durch die Reflexzonenmassage als schmerzhaft erweisen, bedeutet dies, dass das zugeordnete Organ behandlungsbedürftig sein kann.

Jahrzehntelange Erfahrungen belegen, dass sich durch eine gezielte Behandlung dieser Zone, der Gesundheitszustand des Menschen verbessern kann und viele Beschwerden verschwinden können.

Pads bieten die wunderbare Möglichkeit auf sanfte Weise unsere Reflexzonen zu nutzen.

Fuß-Reflexzonen-Karten

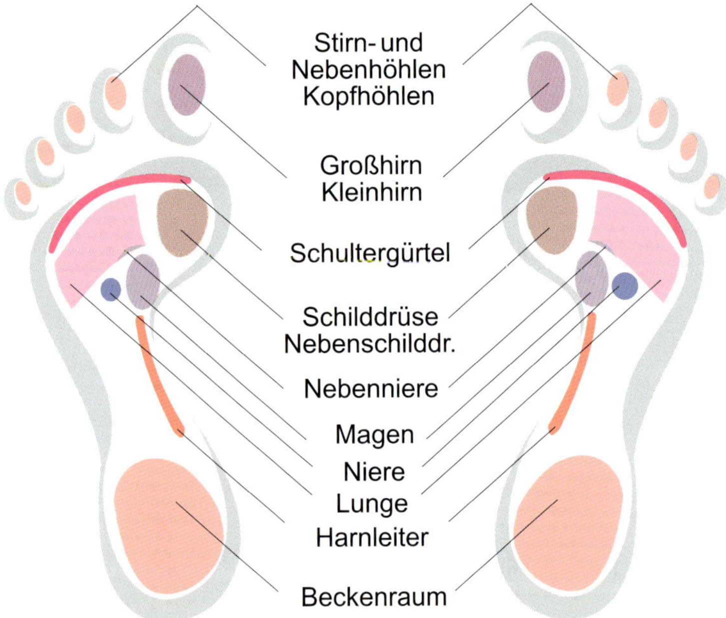

Rechter Fuß
von unten betrachtet

Linker Fuß
von unten betrachtet

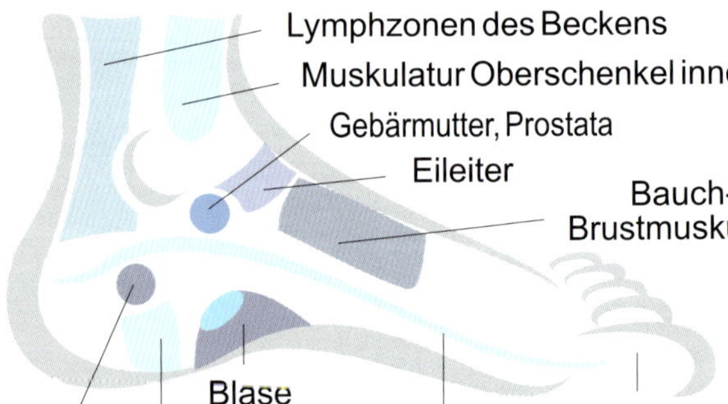

Rechter und
linker Fuß
von der
Innenseite
betrachtet

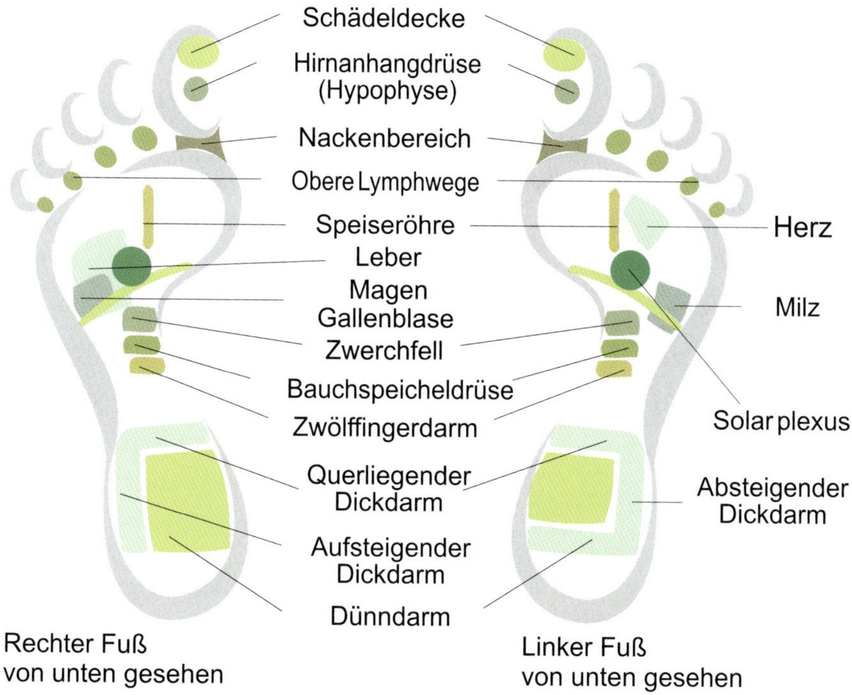
Schädeldecke
Hirnanhangdrüse (Hypophyse)
Nackenbereich
Obere Lymphwege
Speiseröhre
Herz
Leber
Magen
Gallenblase
Milz
Zwerchfell
Bauchspeicheldrüse
Zwölffingerdarm
Solar plexus
Querliegender Dickdarm
Absteigender Dickdarm
Aufsteigender Dickdarm
Dünndarm
Rechter Fuß von unten gesehen
Linker Fuß von unten gesehen

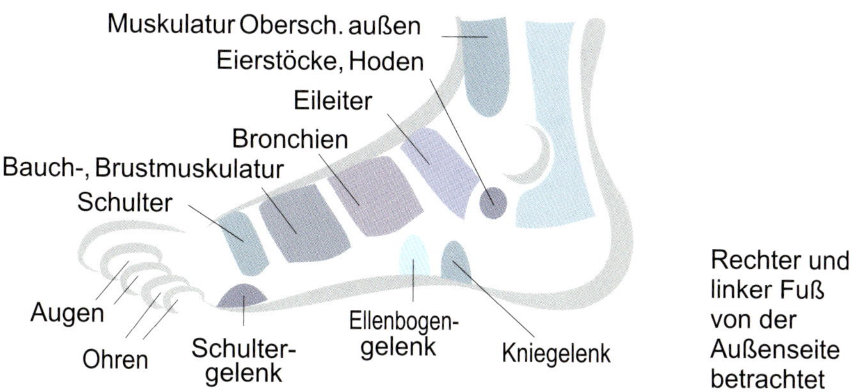
Muskulatur Obersch. außen
Eierstöcke, Hoden
Eileiter
Bronchien
Bauch-, Brustmuskulatur
Schulter
Augen
Ohren
Schulter-gelenk
Ellenbogen-gelenk
Kniegelenk
Rechter und linker Fuß von der Außenseite betrachtet

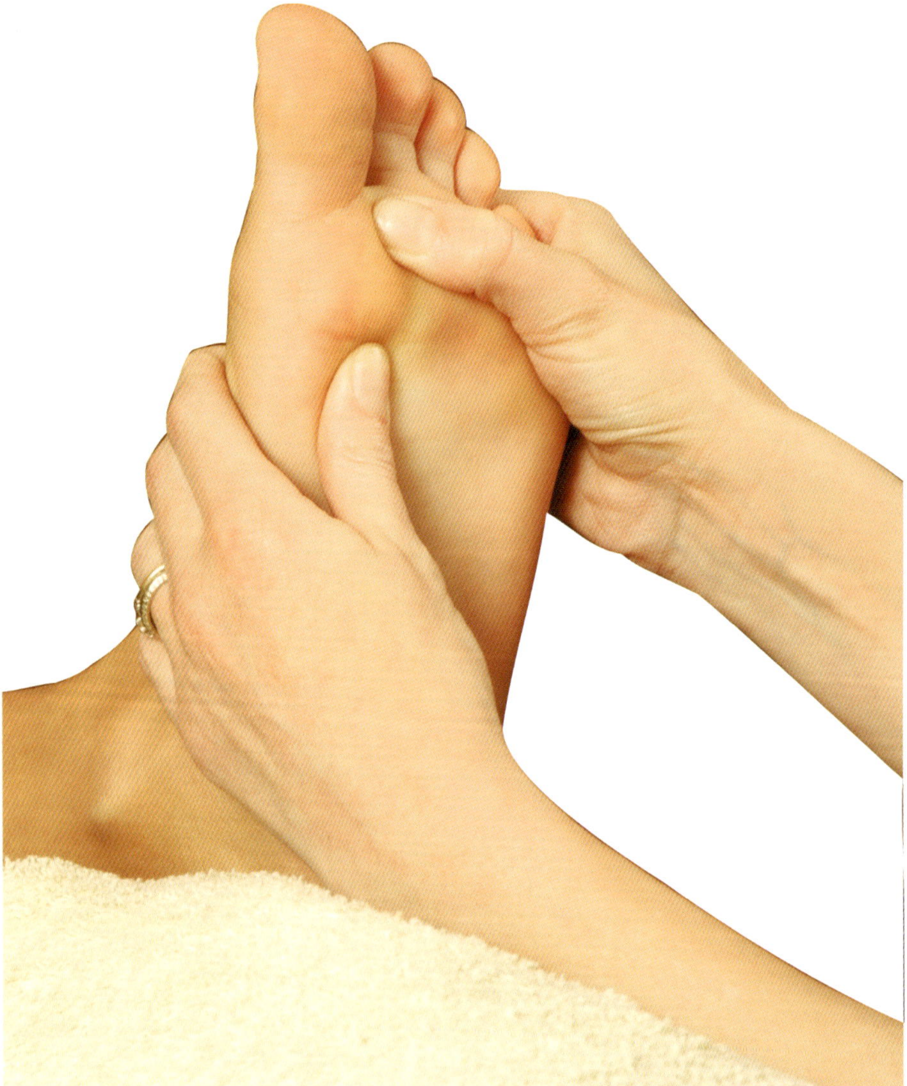

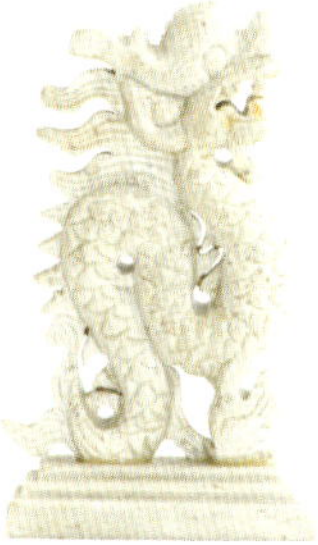

Akupressur

Ähnlich wie bei der Fußreflexzonen-anwendung können die Mandarinen-Baumessig Pads auch auf andere Körperzonen aufgeklebt werden. Dies geschieht nach dem Vorbild der chinesischen Akupressur.

Bereits vor 5000 Jahren wurde diese spezielle Fingerdruckmassage praktiziert .

Durch das Pad entsteht ein sanfter Druck auf die jeweilige Region des Körpers und wirkt dort reflektorisch auf den ganzen Verlauf der Meridiane. Dies sind die Energiebahnen im Körper, die auch bei der Akupunktur eine zentrale Rolle spielen.

Muskelverspannungen und Verhärtungen, Schmerzen des Rückens, der Schultern und im Nacken können so gemildert und sogar auf sanfte Weise ganz gelöst werden.

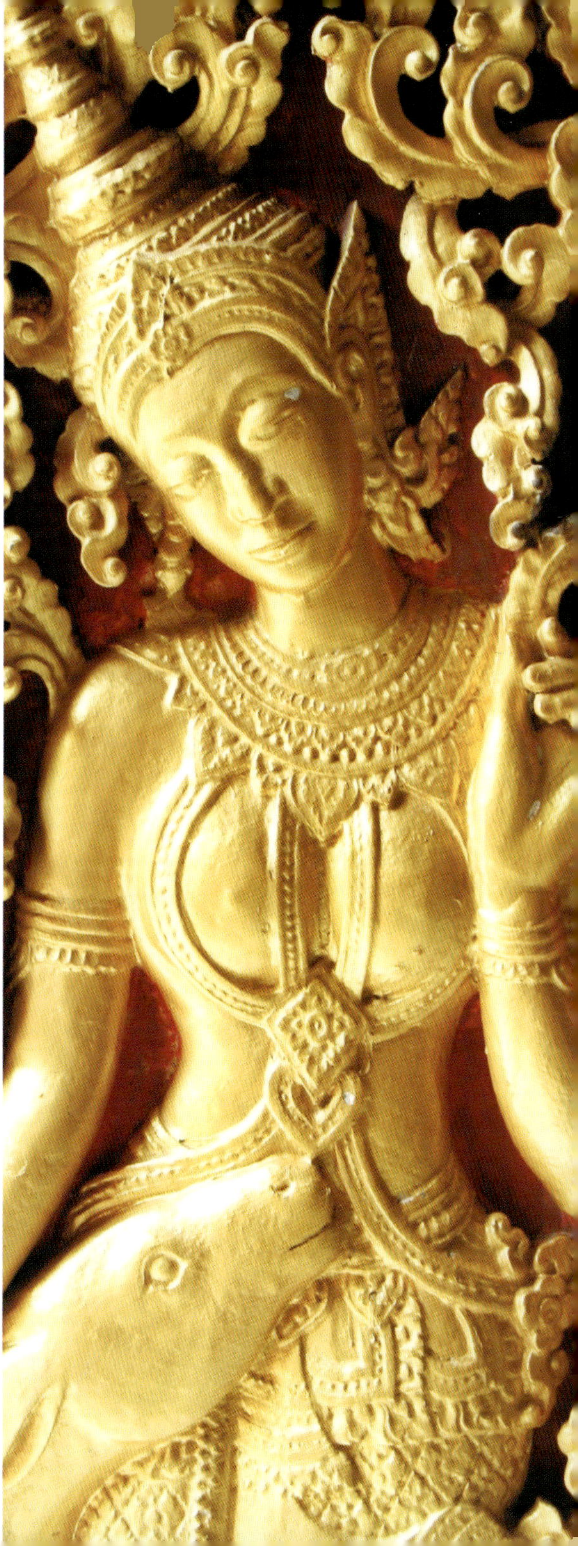

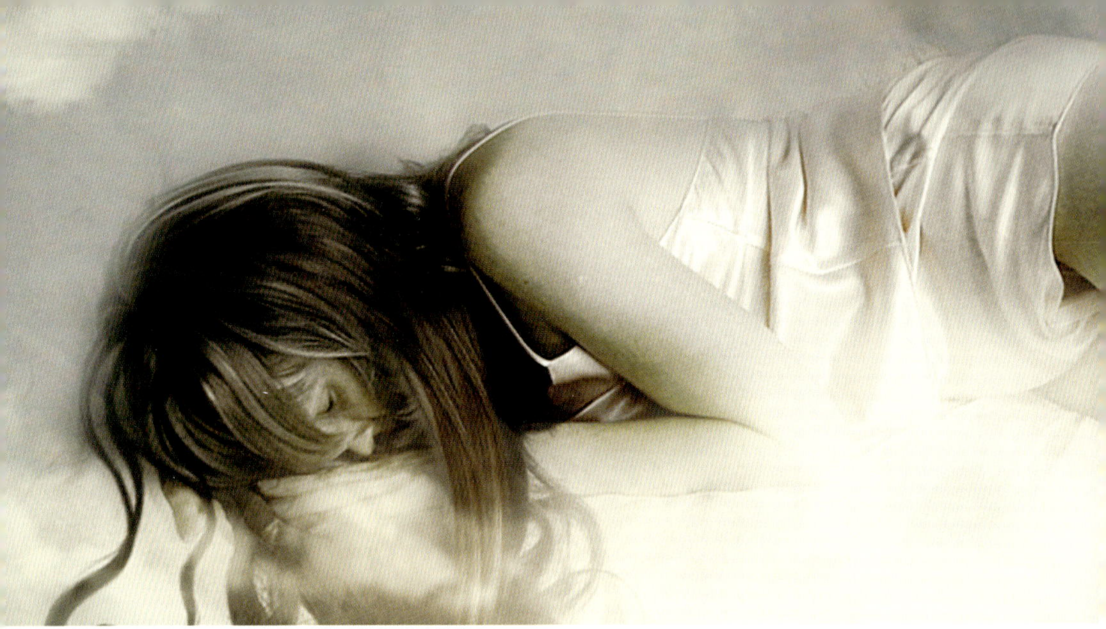

Wellness über Nacht

Anwendung im Schlaf

Nicht umsonst gibt es den Ausdruck "Schönheitsschlaf" im Volksmund. Menschen die wenig oder immer schlecht schlafen haben eine fahle Haut, bekommen Falten und sehen verbrauchter aus. Aber der Schlaf ist viel mehr als das. Außer dass wir damit sichtbar für unser Aussehen etwas tun, laufen auch die meisten Entgiftungs-, Ausscheidungs- und Regenerationsprozesse von uns unbemerkt ab.
Ohne Schlaf keine Regeneration. Schlaf ist also lebensnotwendig. Obwohl sich nachts viele Körperfunktionen in der Ruhephase befinden arbeiten andere

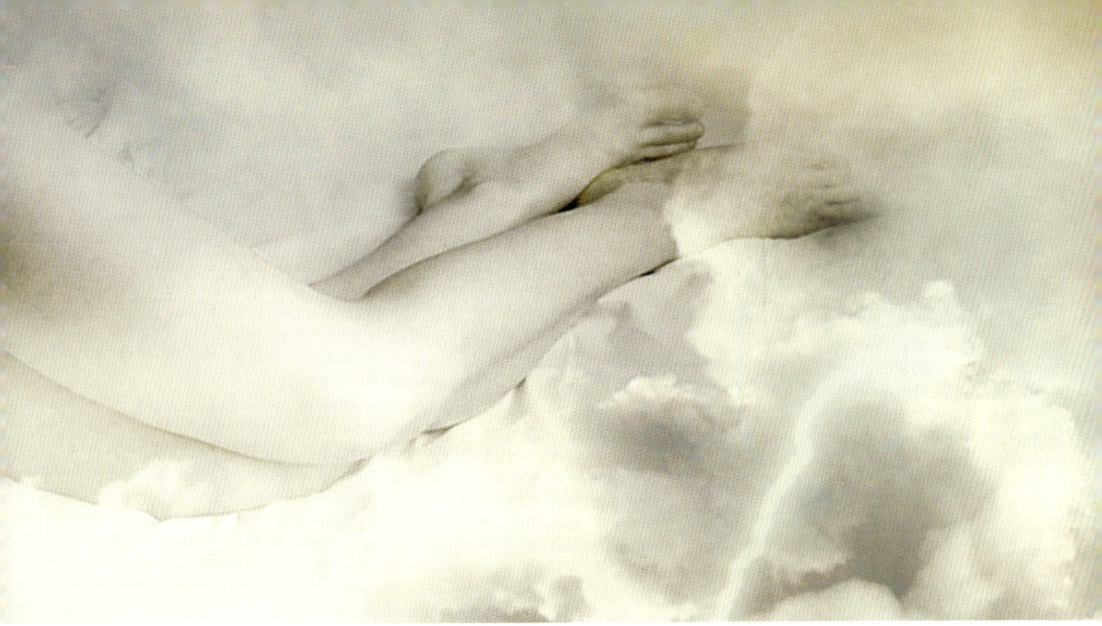

Systeme unseres Körpers auf Hochtouren. Nachts erfolgt die Zellerneuerung.
Unser Gehirn ordnet die Erlebnisse des Tages und verarbeitet sie im Unterbewussten. Weltweite Versuche in Schlaflabors trugen dazu bei, die Wichtigkeit der Ruhephasen und durch Schlafmangel entstehende Krankheiten zu erkennen.
Versuchspersonen die regelmäßig geweckt wurden, wenn sie zu träumen begannen um das Erlebte zu verarbeiten, zeigten nach relativ kurzer Zeit verschiedene Krankheitssymptome.

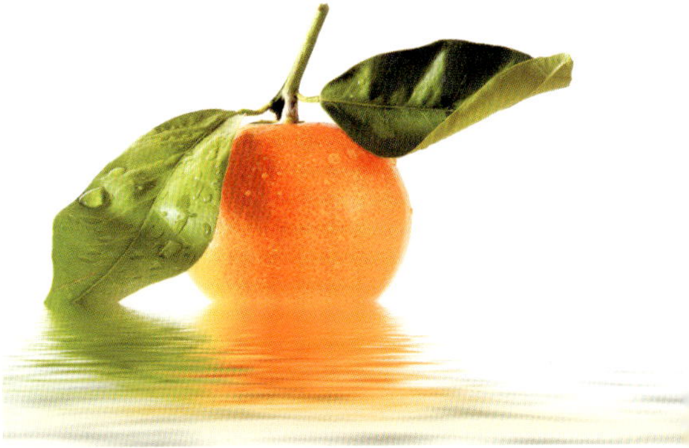

Ein sehr markantes Beispiel für die Regenerationskraft und die Zellerneuerung während der Schlafphase hat sich bei Untersuchungen von Kindern gezeigt. Es stellte sich heraus: Kinder wachsen vor allem im Schlaf. Mediziner haben erkannt, dass Kinder die zu wenig schlafen auch weniger wachsen!

Der Mensch ist also darauf angewiesen ausreichend zu schlafen. Eine alte Volksweisheit sagt nicht umsonst: "Schlaf dich gesund!"
Die Grundvoraussetzung für einen gesunden Körper ist also guter, ausreichender Schlaf.

Die Regeneration von Körper und Geist benötigt die Nachtruhe um neue Kräfte für den nächsten Tag zu sammeln. Abwehrkräfte und Leistungsfähigkeit werden wieder hergestellt und die Zellerneuerung mobilisiert. Tagsüber ist unser Körper mit zu vielen Aufgaben beschäftigt: Arbeit, Bewegung, Haushalt, Sport, Reden, Denken, Essen und Trinken und noch Vieles mehr. Dies nimmt den Körper sehr in Anspruch und lässt für weitere Dinge keinen Platz.

Die Natur hat es sehr gut eingerichtet. Wach- und Ruhephasen wechseln sich ab. Diese Regel zieht sich durch die ganze Natur und betrifft alle Lebewesen: Menschen, Tiere und Pflanzen!

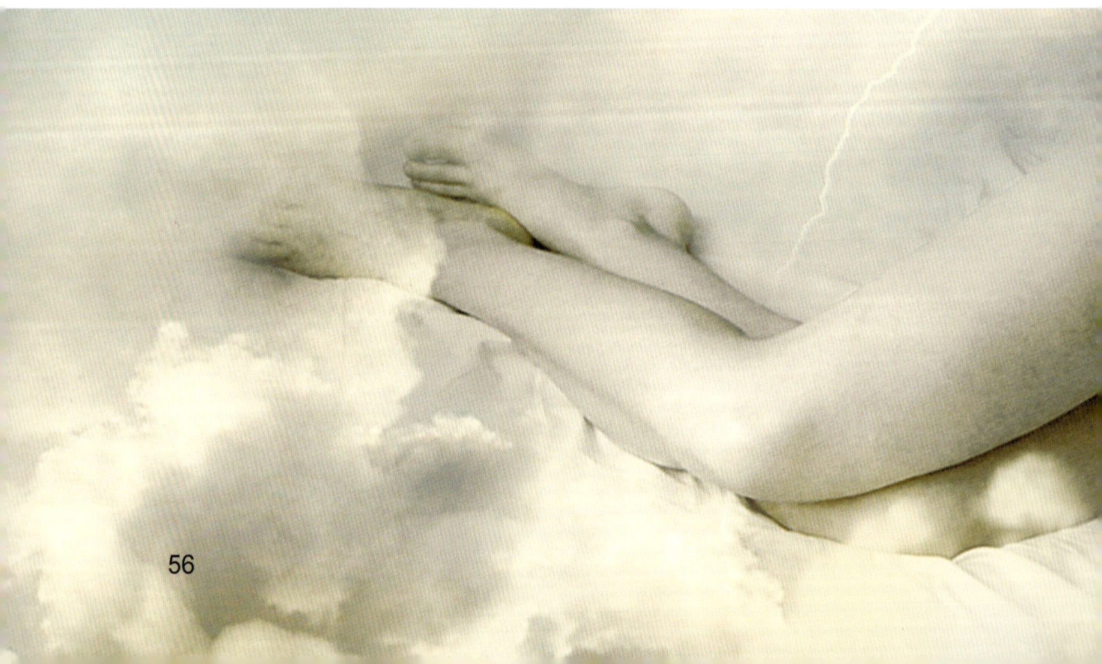

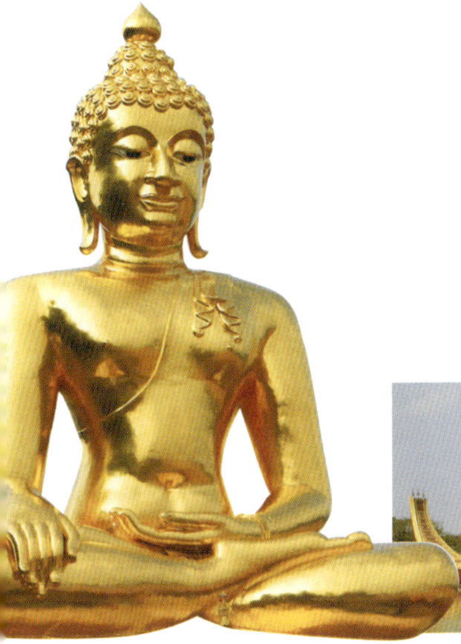

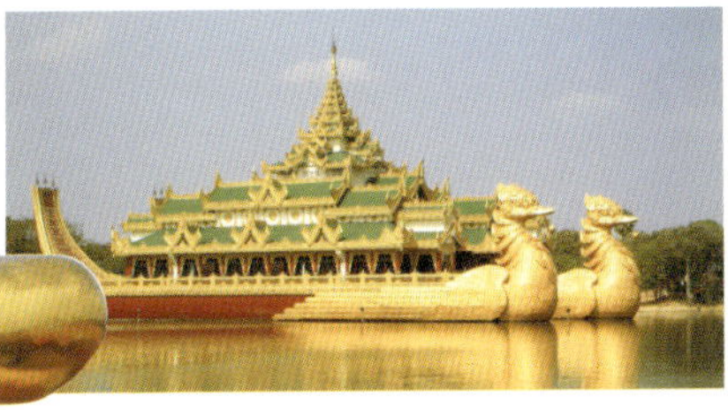

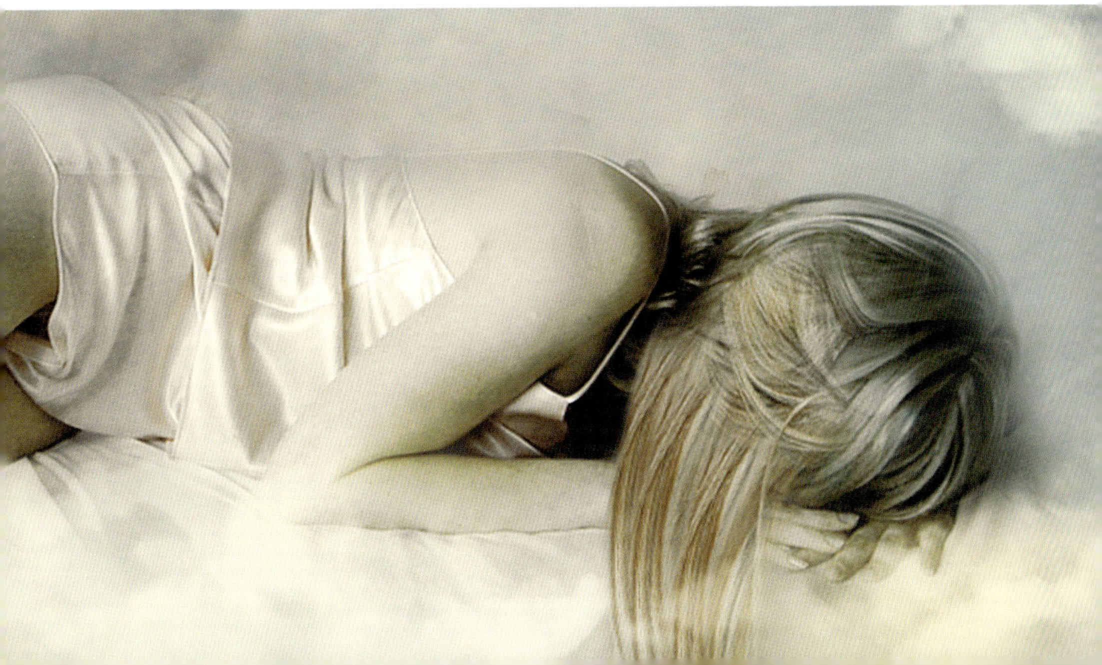

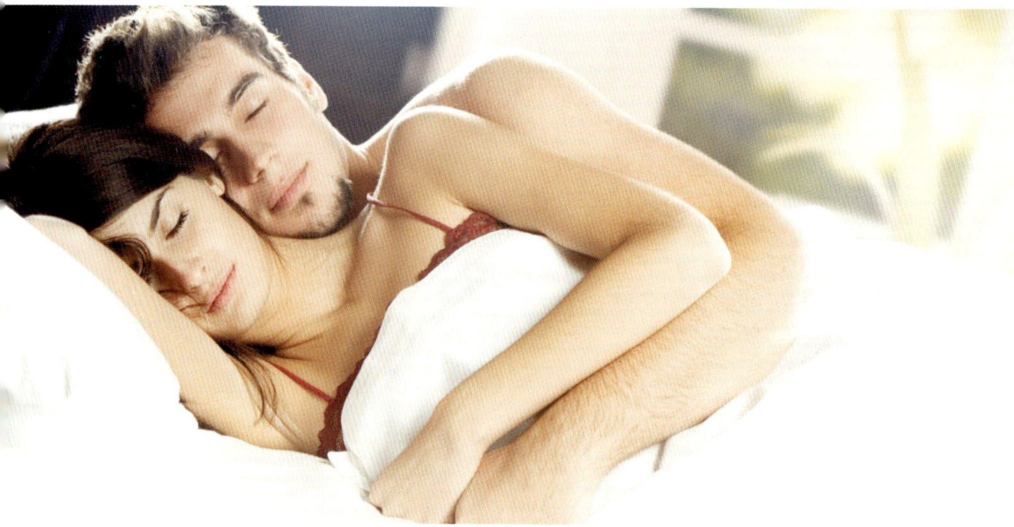

Entgiften, entsäuern und regenerieren im Schlaf

Mit Mandarinen-Baumessig Pads bedient man sich dieses Lebensprinzips, indem man die Wirkstoffkissen einfach abends auf bestimmte Reflexzonen klebt.
Denn damit nutzt man sinnvollerweise die Nacht um seinen Körper zu unterstützen.
Jetzt können Stoffwechselschlacken abgebaut und ausgeschwemmt werden und es ist die richtige Zeit für eine Zellerneuerung.
Denn wenn kaum Erneuerung stattfindet und der Körper von Giften und Säuren nicht frei ist, dann dauert es meist nicht lange bis er nur noch auf Sparflamme läuft. Und wir können den täglichen Stress, die Arbeit und sonstige Aufgaben nicht mehr bewältigen.

Es ist wie bei einem Computer: Ist die Festplatte voll oder führt er mehrere Programme gleichzeitig aus, dann wird er immer langsamer. Hier lässt sich das Problem damit lösen, dass Dateien ausgelagert und gelöscht werden.
-Also lagern Sie Ihre Schlacken und Giftstoffe auch aus.

Ein Hinweis für Raucher: Der Körper des Rauchers muss sich vermehrt mit Schad- und Giftstoffen auseinander setzen. Dies belastet ihn natürlich. Deshalb ist es hier besonders ratsam sich gesund und vitaminreich zu ernähren. Vor allem die Zufuhr von Antioxidanzien spielt eine wichtige Rolle, da der Raucher ein Vielfaches des normalen Bedarfes benötigt.
Außerdem sollte man in regelmäßigen Abständen Entgiftungs- und Entsäuerungsmassnahmen durchführen um den Körper zu unterstützen.

Essig bleibt Essig

Ganz gleich wie wirksam Mandarinen-Baumessig Pulver und Pads auch sind, ihre Wirkung beruht nur auf einem Stoff - nämlich dem Essig - mit seinen wertvollen, vielfältig wirkenden Inhaltsstoffen.
Essig ist und bleibt nun einmal Essig.
Mehrfach wurde schon versucht Essig in seinen verschiedensten Anwendungsformen zu einem Heil- oder Arzneimittel zu machen oder aber es als solches zu deklarieren.
Der Apfelessig ist hier wohl das bekannteste Beispiel. Das Urteil lautete jedoch immer eindeutig: Essig in jedweder Form und Anwendung ist und bleibt immer ein Nahrungsmittel - und dennoch ist er auf geheimnisvolle und wunderbare Weise wirksam!

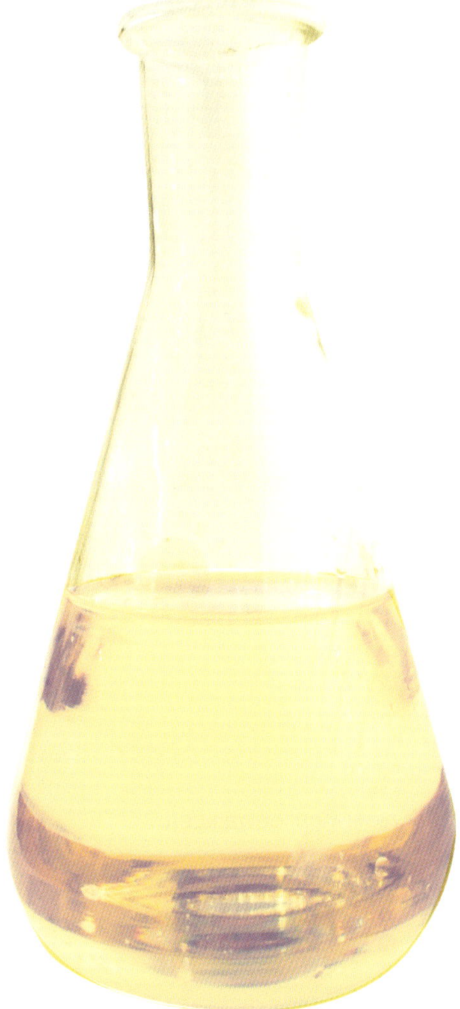

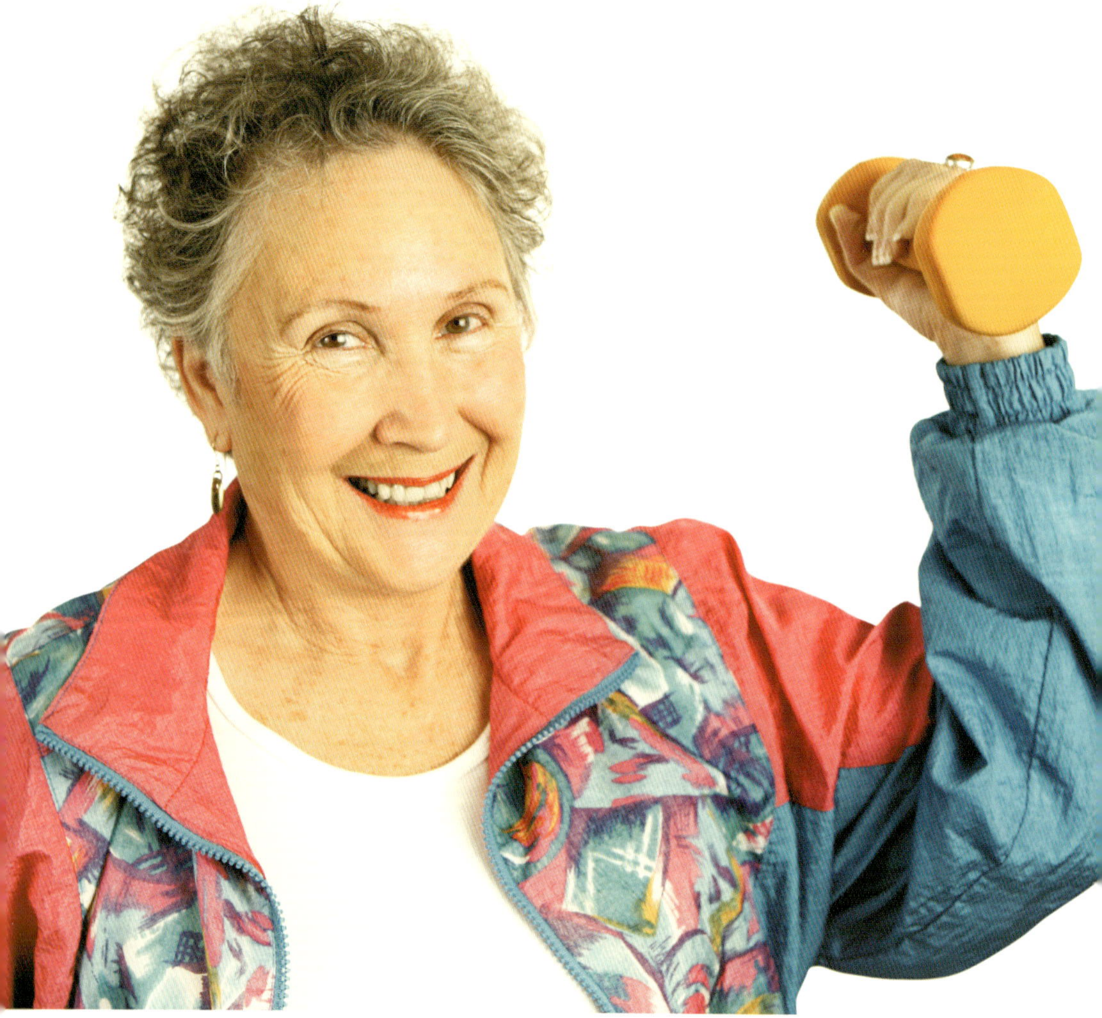

Vorbeugen ist besser als heilen

Das Mandarinen-Baumessig Pulver ist sicher kein Allheilmittel - wohl aber ein wahres Wellness-Wunder.

Bei den heutigen Anforderungen in Beruf und Familie lässt man schon einmal die Zügel schleifen und man vernachlässigt die eine oder andere Sache. Wir wissen genau, dass dies ungesund ist und uns schaden kann. Trotzdem ändern wir nichts daran. Der Mensch neigt dazu den Weg des geringsten Widerstandes zu gehen. Solange sich keine Beschwerden bemerkbar machen, ändern wir meist nichts!
Krankheiten entstehen nicht plötzlich und ohne Grund. Sie bauen sich über eine lange Zeit unbemerkt in unserem Körper auf und erscheinen oft unmittelbar und mitunter sehr heftig. Erst wenn wir massive Auswirkungen spüren sind wir oftmals bereit etwas zu ändern.

Eigentlich wissen wir dies ja alles. Und gerade deshalb sollten wir unseren Körper unterstützen, damit seine normalen Funktionen nicht noch weiter eingeschränkt werden und er trotz teils ungesunder Lebensweise leichter mit allem fertig wird.

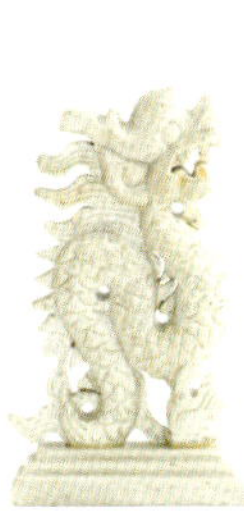

Kuren mit Mandarinen-Baumessig Pulver

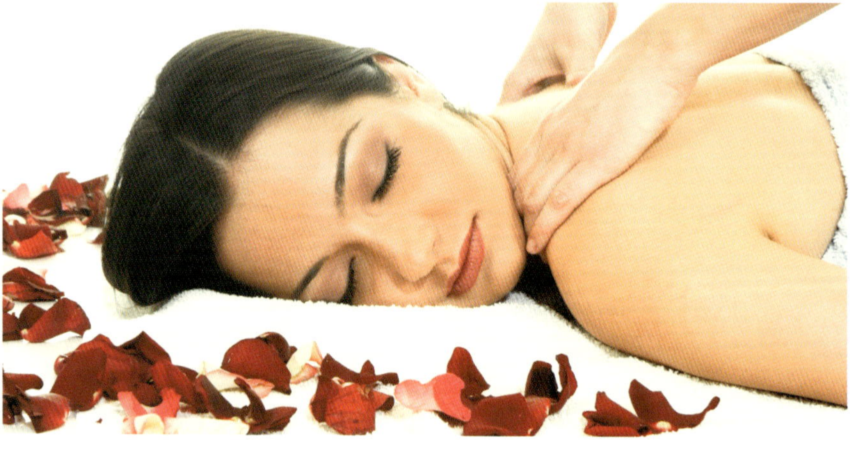

KURlaub zuhause! Wenn es die Zeit nicht zulässt einmal für zwei oder drei Wochen in den Urlaub zu fahren und auszuspannen, dann machen Sie doch einfach eine Mandarinen-Baumessig Kur.
Sie werden fühlen wie gut Ihnen solch eine Kur tut!

Die traditionelle Kur besteht aus zwei Teilen, der innerlichen und äußerlichen Anwendung von Mandarinen-Baumessig Pulver.

Die einfache Wellness-Kur
für jeden
der gesund leben und
vorbeugen will

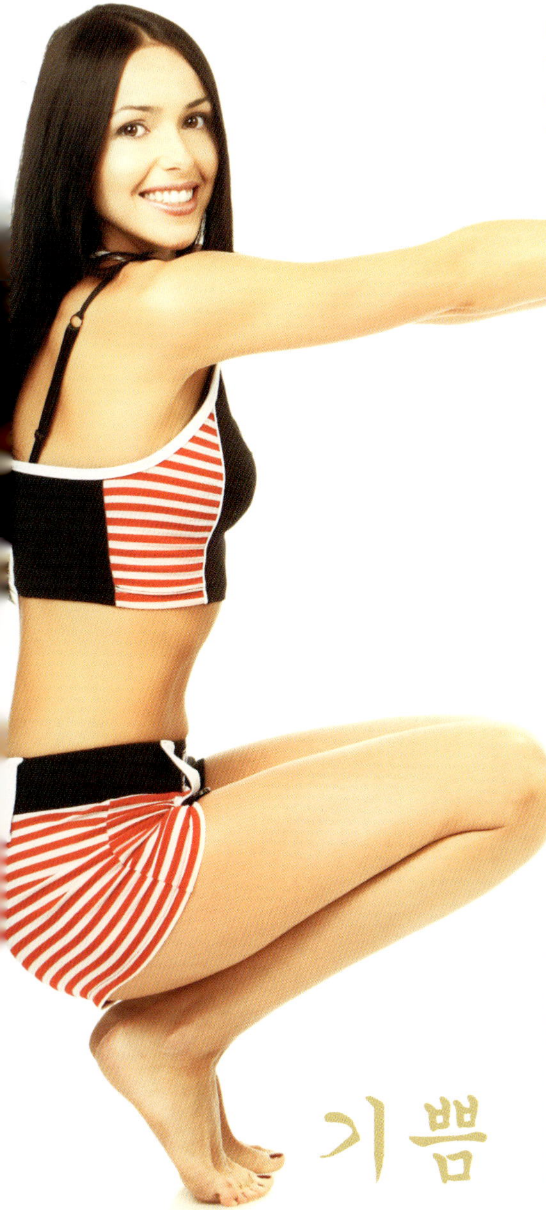

기쁨

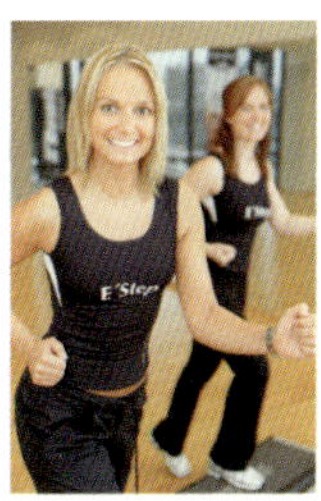

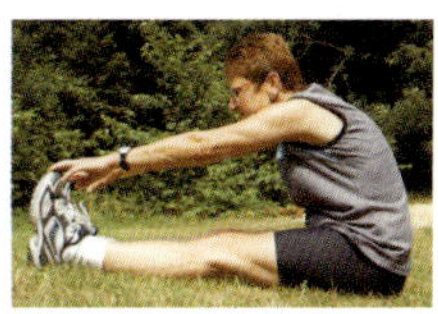

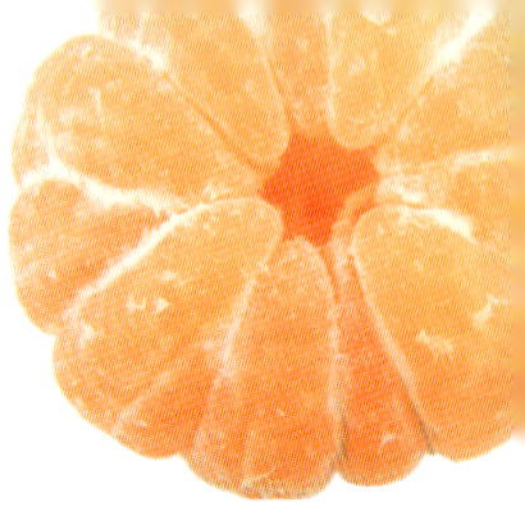

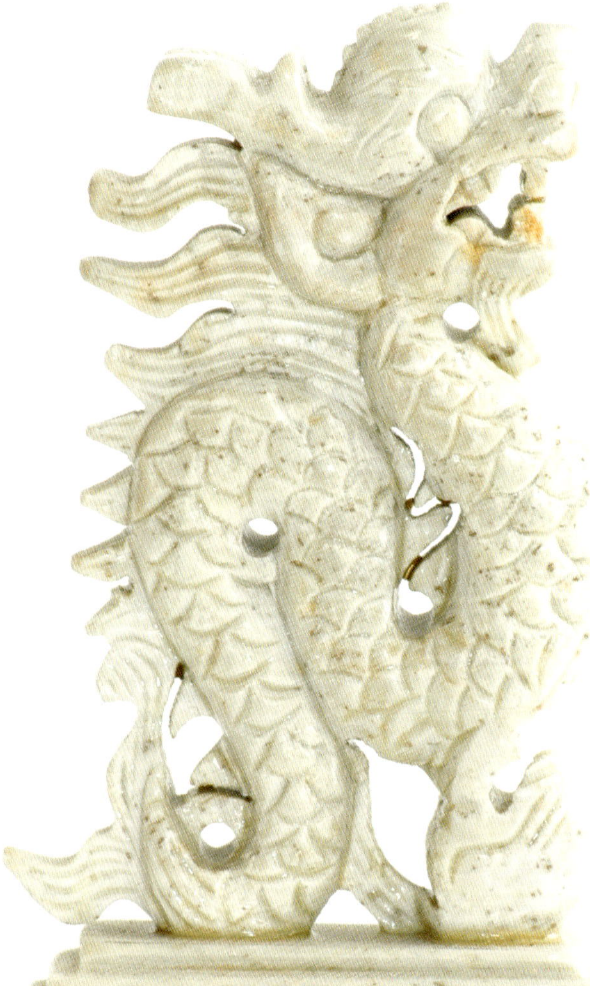

Innerliche Anwendung

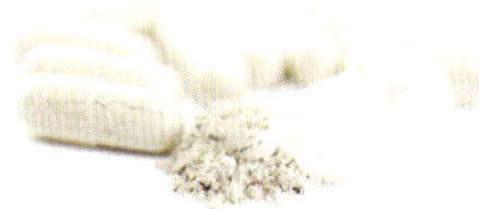

Im ersten Schritt ist es wichtig die Schadstoffe, Schlacken und Säuren im Körper zu lösen. Dazu nimmt man das Mandarinen-Baumessig Pulver am Besten in Form von Kapseln ein.
Mit den Kapseln kommen die wertvollen Wirkstoffe bis in die "letzten Ecken" unseres Körpers und "putzen dort gründlich durch". Der Lymphfluss wird entscheidend verbessert und so ist für die Abtransport des Abfalls optimal gesorgt.
Jetzt muss dem Körper geholfen werden um die gelösten Schadstoffe wirklich ganz loszuwerden.

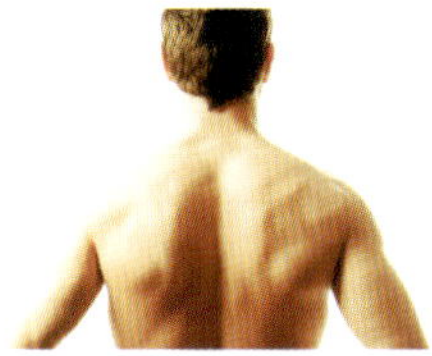

Äußerliche Anwendung

Die Pads können auf vielerlei Weise verwendet werden. So kann man sie beispielsweise auf Schulter- und Nackenverspannungen kleben. Sie helfen Verhärtungen in der Muskulatur zu lösen und Schmerzen zu lindern.
Auch auf andere Bereiche der Wirbelsäule kann ein Mandarinen-Baumessig-Wirkstoffkissen einen wohltuenden und entspannenden Einfluss haben.

Schon im alten China war bekannt, dass der Körper über die Fußsohlen gut entgiften, entsäuern und entschlacken kann. Heute weiß die Naturmedizin dass der Abtransport von Säuren über die Fußsohlen keine Mineralstoffe aus dem Körper zieht.
Wichtige Nährstoffe wie Kalzium, Magnesium, sowie andere Mineralstoffe und Spurenelemente bleiben damit dem Körper erhalten.

Mandarinen-Baumessig Pulver in Hautauflagekissen, die über Nacht auf die Fußreflexzonen geklebt werden, können auf einfache Weise den über Nacht und „im Schlaf" gelösten Schadstoff-Müll abtransportieren.

In den ersten Nächten verfärben sich die kleinen Mandarinen-Baumessig Kissen kohlrabenschwarz: Das sind die Gifte und Säuren, die über die Fußsohlen abgezogen werden.

기쁨

Und so wird's gemacht:

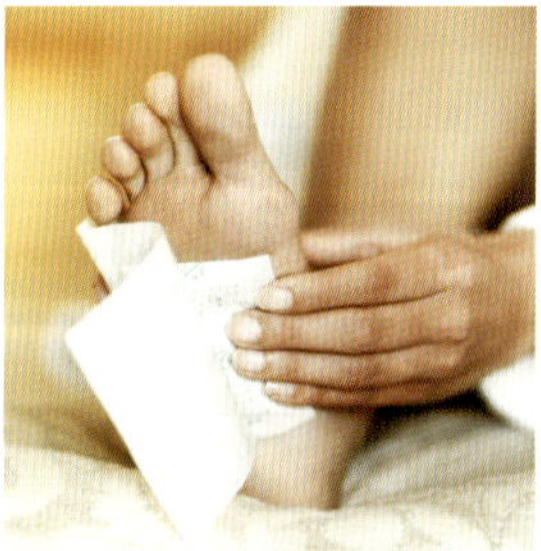

abends aufkleben

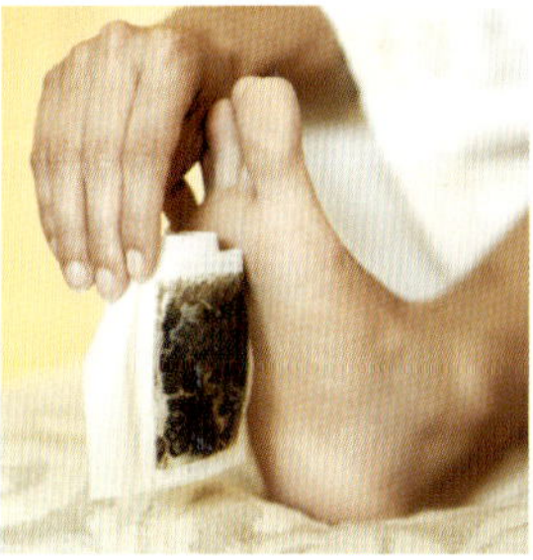

morgens entfernen

Die komplette Mandarinen-Baumessig-Kur dauert insgesamt 21 Tage.

Sie wird mindestens ein- bis zweimal pro Jahr durchgeführt.
Bei Bedarf kann sie auch häufiger wiederholt werden, so beispielsweise bei Cellulite und anderen hartnäckigen Befindlichkeitsstörungen.

Tagsüber nimmt man morgens und abends jeweils eine Mandarinen-Baumessig Kapsel ein.
In dreimal fünf Nächten werden dann 5-8 Stunden lang die Mandarinen-Baumessig Pads auf die Fußsohlen geklebt.

Äußerliche Anwendung über Nacht

Details für die äußerliche Anwendung über Nacht:

Hierzu klebt man die Pads fünf Nächte hintereinander auf beide Fußsohlen – und zwar auf das vordere Drittel der Fußsohle, also die Zehenballenzone. Dafür braucht man insgesamt 10 Pads. Dann legt man drei Nächte lange eine Pause ein.

Anschließend wiederholt man diese Prozedur ein zweites Mal im mittleren Drittel, also der Fuß-Wölbung mit wiederum insgesamt 10 Pads. Danach macht man wieder eine Pause von drei Nächten.

Und noch ein drittes Mal werden insgesamt 10 Pads fünf Nächte in Folge geklebt. Diesmal werden sie im hinteren Drittel auf der Fußsohle, also der Fersenzone aufgeklebt.

Diese Form der Anwendung mit den Ruhephasen hat sich über viele Jahre bewährt und als besonders effektiv herausgestellt.

Man kann sicher sein mit dieser Kur das Beste für sich getan zu haben.

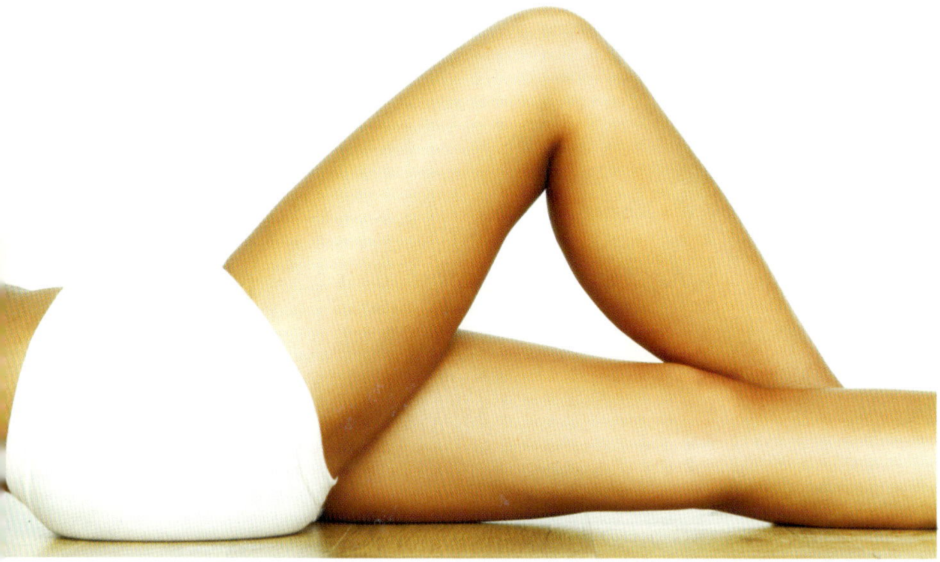

Qualitätsmerkmale, achten Sie auf höchste Qualität

Tipp: Achten Sie beim Kauf von Mandarinen-Baumessig Pulver, ob in Kapselform oder als Pads, auf dessen Herkunft. So sollten Sie nur Produkte aus umweltfreundlicher und ökozertifizierter Herstellung nach DIN EN ISO 14001 bevorzugen. Das ist mit ein wesentliches Qualitätsmerkmal. Die Pads sollten zudem immer dermatologisch geprüft sein um Hautirritationen vorzubeugen.
Ganz wichtig ist auch die Menge des Pulvers pro Pad: Um effektiv zu sein sollte es fünf Gramm enthalten.
Mandarinen-Baumessig Pulver Pads gibt es unter verschiedenen Namen und von verschiedenen Anbietern.
Sie werden als Mandarinen-Baumessig Wellness-Pads, als MBE-Pads, als Chi Reflexzonenpflaster und als so genannte Chi-Pads angeboten.

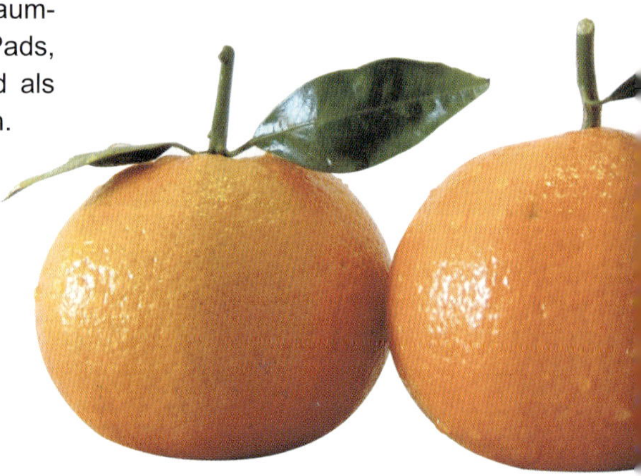

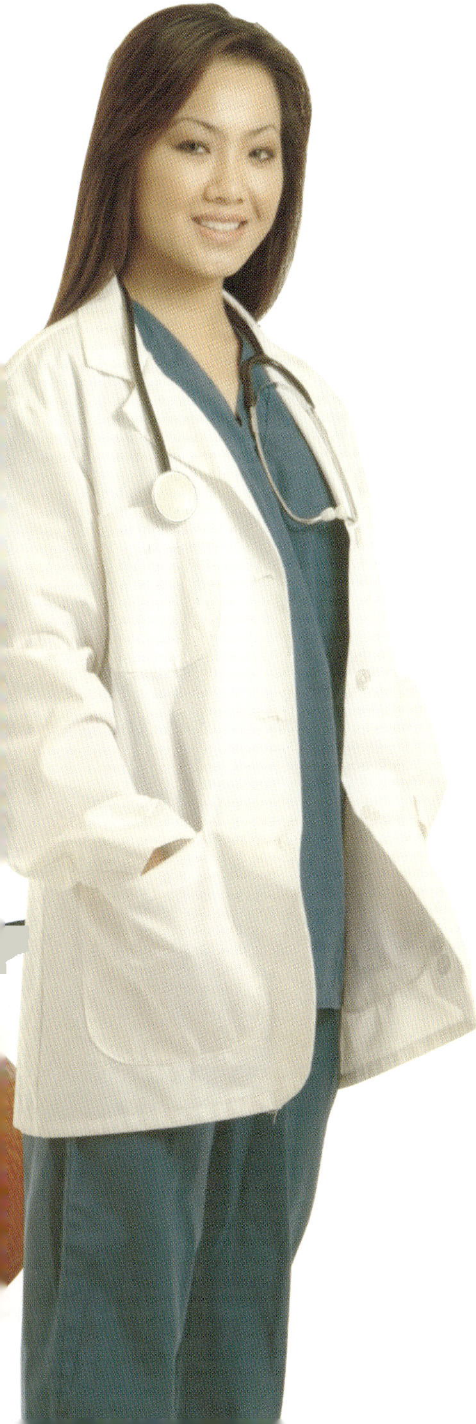

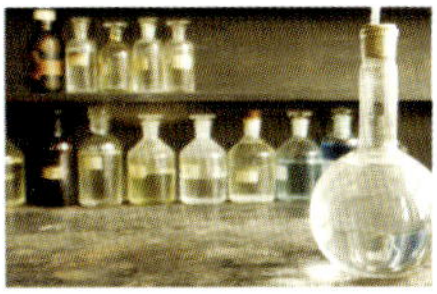

Nachgewiesene Wirksamkeit

Untersuchungen mit verschiedenen Geräteprinzipien wie der Meridian-, Segmentar- und Segment-Elektrografischen Diagnostik, der Biofeedback-Fotografie und Thermografie, etc. haben die positive Wirkung dieser Anwendungsform eindeutig nachgewiesen.

Auch anhand von Vegacheck-Diagnostikverfahren konnten generell deutliche Steigerungen des Vitalitätszustandes festgestellt werden.

Es gibt nur wenige Substanzen die unsere Zellatmung direkt unterstützen und intrazellulär wirken können. Schlacken und Säurekristalle werden aus der Zelle geleitet und entsorgt.

기쁨

Mandarinen-Baumessig ein geheimnisvolles Elixier

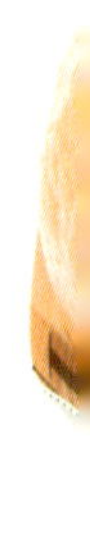

Wegen der erstaunlichen Wirkungsweisen wurde man inzwischen auch bei uns auf den Baumessig als gesundheitsförderndes Mittel aufmerksam.

Er wird vom menschlichen Körper rasch absorbiert. Nebenwirkungen sind nicht bekannt. Der raffinierte Baumessig hat bei der begleitenden Behandlung verschiedener Krankheiten und Befindlichkeitsstörungen hervorragende Wirkung gezeigt.

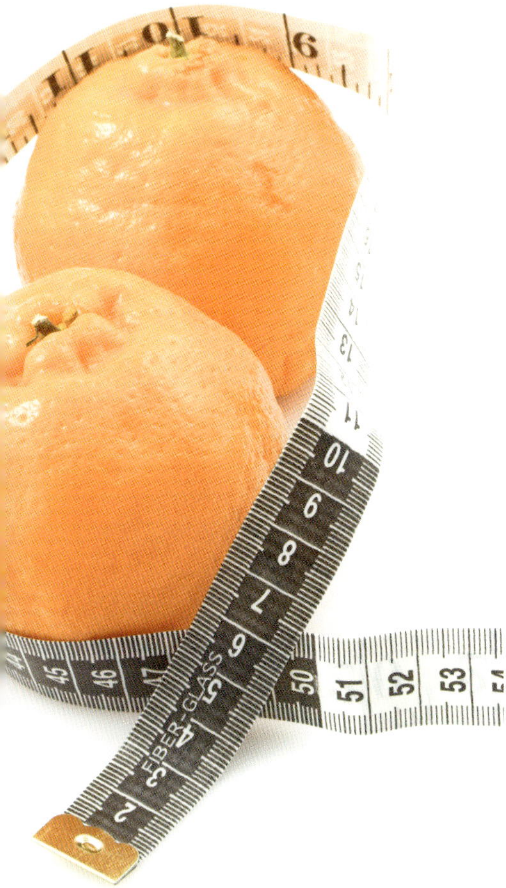

Warme Füße und Hände

Durch die systematische Entsäuerung, sowie die Wärmewirkung der Fern-Infrarotwellen kann man oft feststellen, dass kalte Füße und Hände bei Menschen jeden Alters der Vergangenheit angehören.

Abnehmen

Das Mandarinen-Baumessig Pulver regt den Stoffwechsel an, es fördert die Fettverbrennung und Fettzellen verkleinern sich.
Es hilft auf diese Weise beim Abnehmen. Wunder darf man jedoch keine erwarten.

Als Unterstützung jeder Diät ist das Mandarinen-Baumessig Pulver sinnvoll. Es ist in der Lage, Fettzellen von Säurekristallen und Stoffwechselschlacken zu befreien.

Bei Cellulite kann es begleitend eingesetzt weden.
In diesem Fall sollte dann jedoch die komplette Mandarinen-Baumessig Kur mindestens 60 bis 90 Tage lang angewendet werden.

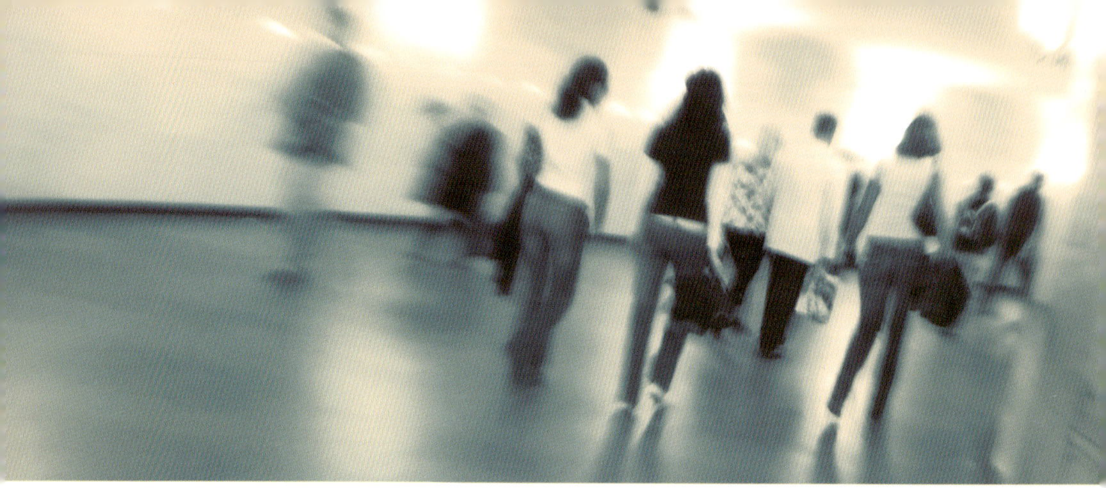

Gesundheitliche Störungen

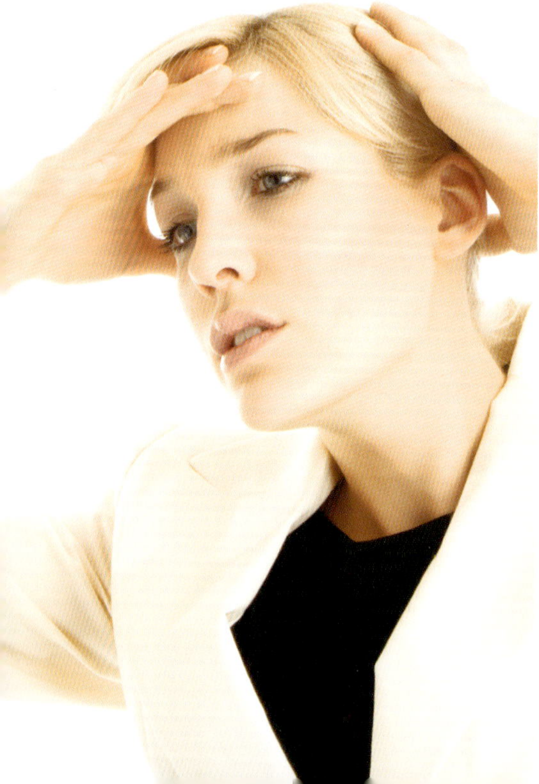

Das Mandarinen-Baumessig Pulver kann ein wahrer Segen bei Krankheiten sein, die durch Übersäuerung begünstigt werden. Dazu gehören Rheumatismus, Gicht, Neuralgien, Ischias-Beschwerden, Muskel- und Gelenkschmerzen, Migräne und Kopfschmerzen, chronische Nebenhöhlenbeschwerden, häufige Erkältungen, Neigung zu Rückenschmerzen und viele andere Alltagsbeschwerden.

Es hilft uns beim Erholen und baut insbesondere nach sportlicher Betätigung rasch die überschüssige Milchsäure in der Muskulatur ab und wirkt so dem Muskelkater entgegen.

Stress

In unserer heutigen, modernen Gesellschaft gibt es fast niemanden, der keinen Stress hat. Er ist die Ursache für verschiedene Krankheiten.
Zunächst überkommt einen ständige Unruhe, dann können Schlafstörungen und Kopfschmerzen hinzukommen. Bei Belastung verliert man leicht die Nerven und ermüdet rasch.

Depressionen können entstehen.

Eine Mandarinen-Baumessig Kur kann auch hier wahre Wunder bewirken.

Chronische Müdigkeit - Burnout

Die Ursachen für chronische Müdigkeit sind vielfältig: Überlastung und Überforderung in Familie und Beruf, zu wenig Schlaf, zu wenig Bewegung an frischer Luft, falsche Ernährung, übermäßiger Alkohol- und Nikotinkonsum, ständiger Stress und Anspannung hinterlassen zu viel Stoffwechselmüll.

Der Körper ist mit der Ausscheidung überfordert.
Mandarinen-Baumessig Pulver begünstigt vielerlei Ausscheidungsvorgänge von unerwünschten Stoffen, die sich im Körper angereichert haben.

Der Körper mit all seinen Funktionen regeneriert sich und kann wieder normal arbeiten.

Körper- und Mundgeruch

Mandarinen-Baumessig ist in Asien als altes Hausmittel dafür bekannt, dass er den Körper reinigt und entschlackt. So können unangenehme Gerüche, die der Körper bildet, gemildert werden oder sogar ganz verschwinden.

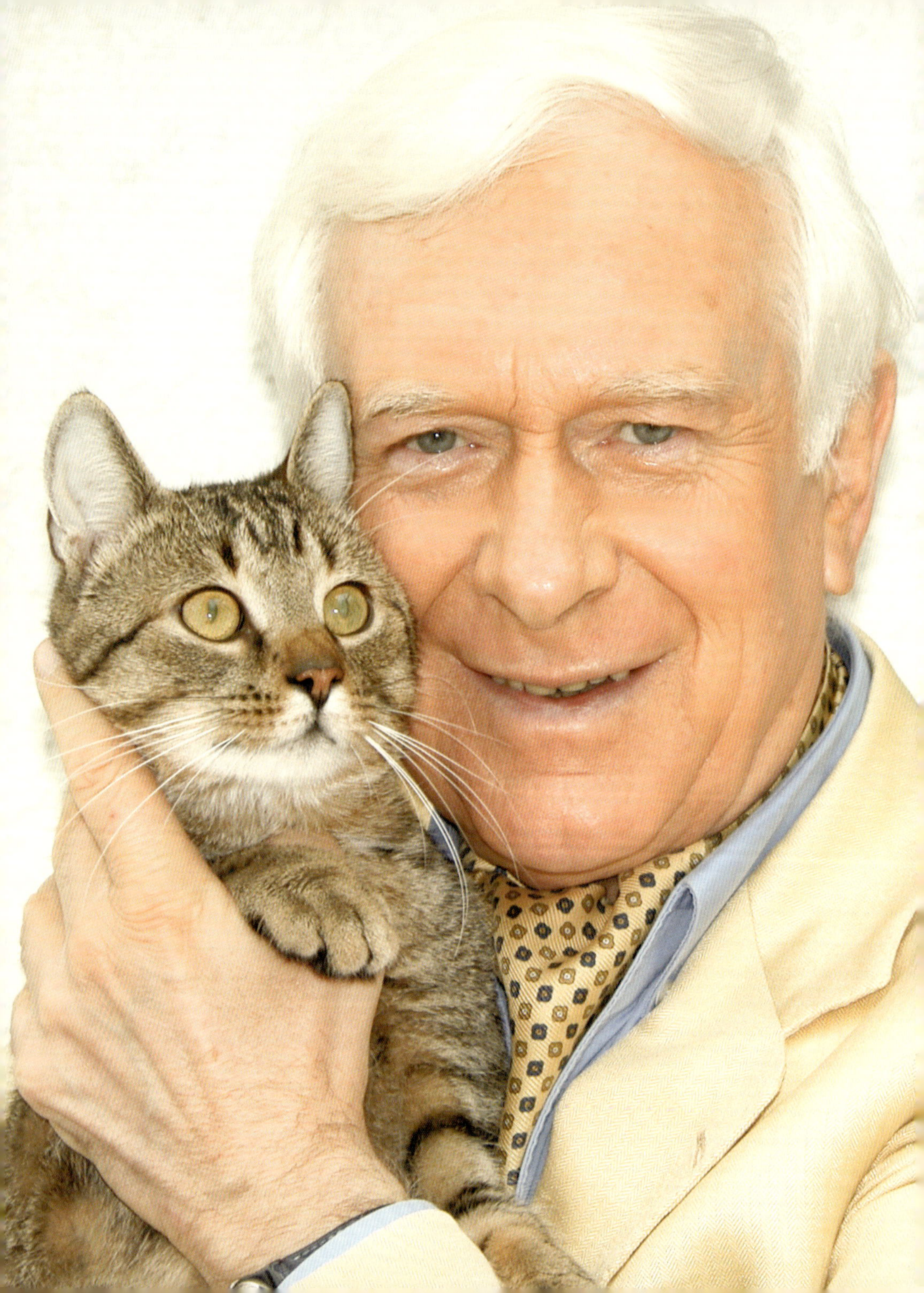

Mandarinen-Baumessig für Tiere

Was beim Menschen so positiv, nebenwirkungsfrei und natürlich wirkt ist für unsere Haustiere selbstverständlich auch von Vorteil.
Und: wer vorbeugt spart Kosten.

Auch für unsere Lieblinge, die Hunde und Katzen gibt es das Mandarinen-Baumessig Pulver zum Einnehmen. Es steckt in einer Kapsel, die sich leicht öffnen lässt, und wird einfach ins Futter gemischt.

In der Regel ist dieses Pulver noch mit zusätzlichen wertvollen Mineralien und Spurenelementen angereichert.

Über die hervorragende Wirkung von Mandarinen-Baumessig Pulver für das Wohlbefinden und die Gesundheit von Tieren wird vielfach berichtet. Zahlreiche Tiere haben durch die Kur mit Mandarinen-Baumessig Pulver deutlich weniger Fell- und Mundgeruch und sie gewinnen gleichzeitig an Vitalität und Lebensfreude.
Doch bei den Tieren ist es wie bei den Menschen - die beste Medizin und Nahrungsergänzung wirkt nur dann, wenn gleichzeitig eine ausgewogene, vollwertige und chemiefreie Ernährung gewährleistet ist. Außerdem muss für genügend Bewegung gesorgt sein.
Denn eine artgerechte Tiernahrung, am besten in Lebensmittelqualität, ist die Grundlage dafür, dass unsere Haustiere gesund bleiben und uns noch lange begleiten.
Das sollten uns unsere Lieblinge wert sein.

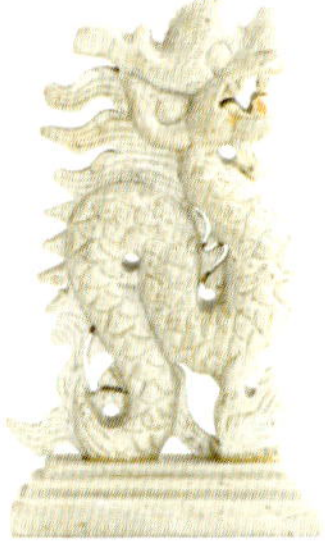

Erfahrungsberichte

Dr. Holger Schächner

Radolfzell, Juli 2004

"Aufgrund von Segment-Elektrografischen Diagnosen und Untersuchungen konnten wir generell eine deutliche Steigerung des Vitalitätsfaktors bei Personen feststellen, die eine Wellness-Kur mit Chi-Pads Mandarinen-Baumessig-Pflastern gemacht hatten.
In einem Fall verbesserte sich der Vitalitätsfaktor innerhalb von einem Monat sogar von 27% auf 84%. Das ist in der Tat bemerkenswert."

Dr. med. Manfred Doepp

Holistic DiagCenter®
Irschenberg, 27. Juli 2004

"..... Zur Diagnostik und Austestung verwendet das HDC bevorzugt zwei Geräteprinzipien: die Meridiandiagnostik (System Prognos®) und die Segmentdiagnostik (System Amsat-HC).

Über die Meridiane werden der Status und die Veränderungen von Energie und Information, über die Körpersegmente die organischen Funktionen und zusätzlich die Psyche erfasst, woraus ein weitgehend ganzheitlicher Überblick resultiert.

Wir haben bei Anwendern der Chi-Pads® Wellness-Kur, die gemäß den Anleitungen und Empfehlungen des Herstellers durchgeführt wurde, detaillierte Untersuchungen und Messungen unter Verwendung o.g. diagnostischer Methoden vorgenommen.

Aufgrund der Resultate können wir folgende Aussagen treffen:

- Im Hinblick auf eine Steigerung der Vitalität konnten bei einem Probanden in Teilbereichen bereits nach einer Woche sehr deutliche Verbesserungen nachgewiesen werden.

- Auch waren anhand der grafischen und statistischen Auswertungen hervorragende Ergebnisse im Hinblick auf die Harmonisierung und Vitalisierung aller Meridiane darstellbar.
- Nach erfolgter Durchführung der 3-wöchigen Kur können wir aus unserer Sicht die Chi-Pads® Wellness-Kur in jedem Fall voll und ganz befürworten, und dazu raten, diese in regelmäßigen Abständen als effektive Maßnahme durchzuführen.

Annette Behrens

Heilpraktikerin und Dozentin für Naturheilkunde
Pullach, bei München
Mitglied der Deutschen Gesellschaft für Traditionelle Chinesische Medizin
DGTCM
Mitglied der Homöotoxischen Gesellschaft
Studien an der Universität in Cheng-Du sowie an der Kaiserlichen
Hochschule für Medizin, Bejing/China

"Der Citrus Nobilis-Baumessig betrachtet aus der Perspektive der Traditionell Chinesischen Medizin: Der Mandarinen-Baumessig besitzt die Kraft, die Lunge und somit unser "Abwehr-Chi" zu stärken (Qi), da der freie Fluss des "Leber-Chi" (des Lebensenergie) gefördert wird. Er bietet drei sehr wichtige Komponenten:

Bitter:	entgiftend, Leber anregend
Scharf:	zusammenziehend und bewegend, dadurch kann das YIN - und damit unser Blut neue Säfte bilden
Warm:	die und die Energie in der mittleren Bauchregion stärkend, fördert den klaren Gedankenfluss, reguliert die Verdauung, harmonisiert den Lymphfluss"

Mandarinen-Baumessig-Pads gehören in jede Hausapotheke, denn täglich sind wir aufs Neue Belastungen in Form von Handys, Elekro-Smog, Leuchtstoffröhren, Halogenlampen sowie Schadstoffbelastungen aus der Luft, Abgasen sowie all den Lebensmitteln und Produkten des täglichen Lebens, die versetzt sind mit Zusatzstoffen (Geschmacksverstärkern, Farbstoffen,

Chemikalien in Kosmetika und Waschmitteln, etc.) ausgesetzt. Beruflicher und privater Stress kommen dazu - der fängt ja schon im Kindergarten an - man bedenke die heftigen Diskussionen über die Pisa-Studie und hyperaktive Kinder sowie Lernblockaden."

Annerose King

Shiatsu-Therapeutin, Prien

"Dieser heilsame Essig schafft auch Erleichterung bei Bronchitis, Sinusitis sowie bei chronischer Müdigkeit und beim Burnout-Syndrom. In Asien bekämpft man damit auch Hautprobleme."

"Schaffensfreude und Wohlsein hängt entscheidend ab von unserem Energiefluss. Als Shiatsu-Theraputin bestätigt sich mir dieses tagtäglich und immer wieder. Ich war begeistert. Ich fühlte so etwas wie Leichtigkeit und hatte die Empfindung, als würden die Zellen meines Körpers durchlichtet und aufgeladen.

Obwohl ich gesund lebe, waren die Pads am anderen Morgen ziemlich dunkel. Einige Patienten folgten meiner Empfehlung, was die Shiatsu-Behandlungen deutlich intensivierte. Bemerkungen wie: "Heute ging es mir durch und durch" und ähnliches bekam ich als Feedback zu hören. Berichtet wurde auch, dass so mancher Seelenmüll während der Kur verabschiedet werden durfte.

Ich betrachte dieses MBE-Pflaster als ein echtes Geschenk, ganz besonders in unserer heutigen Zeit."

Dr. Evelyn Wiedenmann

Apothekerin, München

"Es gibt interessante Erfahrungen: Man kann die Pads über Nacht zwischen die Schulterblätter kleben oder ins Kreuz an der Wirbelsäule im Bereich der unteren Lendenwirbelsäule. Mir haben zwei Betroffene berichtet, die viel am Schreibtisch sitzen und an Rückenschmerzen leiden. Sie haben über Nacht Linderung von ihren chronischen Schmerzen erfahren. Der eine hat die Pads links und rechts der Wirbelsäule aufgeklebt. Danach haben sich die Spannungen gelöst. Der andere hat damit Verspannungen an der Halswirbelsäule, im Nacken und an den Schultern weg bekommen."

H.-P. Weidmann

Apotheker, Basel, Schweiz

"Vor gut einem Jahr erhielt ich einen Anruf von einer guten und langjährigen Freundin aus Deutschland. Dabei erzählte sie mir auch von einem neuen hochinteressanten Wellness-Produkt das sie vor kurzem bei einem Auslandsaufenthalt kennen gelernt und das ihr Interesse gefunden hatte.

Ihre begeisterten Schilderungen über dessen innovative Wirkweise und einen mir bislang unbekannten Wirkstoff weckten meine berufliche Neugier. Und sie war so begeistert von den Erfolgen dieses Produktes, dass ich unbedingt mehr darüber wissen wollte und von ihrer Begeisterung angesteckt wurde. Das ist wahrlich nicht leicht. Denn dazu müssen Sie wissen, dass ich Pharmazeut bin, eine alteingesessene Apotheke (mit fast hundertjähriger Tradition) in der Schweiz besitze und schon aufgrund meiner wissenschaftlich-medizinischen Ausbildung und Arbeit eigentlich nur von Zahlen, Daten und Fakten zu überzeugen bin. Daran ändert auch die Tatsache nichts, dass ich mich seit vielen Jahren auch mit ganzheitlichen therapeutischen Methoden sowie der Homöopathie, Phytotherapie und der Traditionell Chinesischen Medizin befasse.
Aber da ich fast jeden Tag mit zahlreichen Angeboten über „medizinische

Erfindungen“ und „Wundermittel“ aus dem Gesundheitsbereich überflutet werde, habe ich natürlich von Haus aus grundsätzlich neuen Dingen gegenüber eine distanzierte Skepsis. Denn in den meisten Fällen stellen sich gerade die hochgepriesensten Wirkversprechen als unhaltbar oder sogar wertlos und nutzlos heraus. Der Markt wird überflutet mit allen möglichen Mitteln zum Einnehmen oder Auftragen, die nur Geld kosten und oftmals überhaupt nichts bringen.

Meine bekannte aus Deutschland verfügt über ein großes Wissen, gesunden Menschenverstand und Urteilungsvermögen in vielen Bereichen und genießt zudem seit vielen Jahren mein Vertrauen in allen Dingen die mit Gesundheit und Medizin zu tun haben.
Und wenn sie einmal von einer Sache überzeugt ist, was ebenso wie bei mir selbst oft sehr lange dauern kann und absolut nicht einfach ist, dann, so wusste ich, steckt auch etwas dahinter.

So beschloss ich, mir die Sache genauer anzuschauen:
Es waren Reflexzonen-Pflaster aus Fernost die man einfach über Nacht auf die Füße klebt. Sie sind mit einem Stoff getränkt der von einem Baum stammt der insbesondere in der Traditionell Chinesischen Medizin eine enorm wichtige und umfassend ganzheitliche Bedeutung hat. Die Mandarine und der Mandarinen-Baum spielen nämlich eine Schlüsselrolle für die Gesundwerdung und Gesunderhaltung des Menschen. Und aus dem Mandarinen-Baum wird das Lebenselixier Mandarinen-Baumessig gewonnen. Diesen natürliche Wirkstoff kann man aufgrund seines generellen unglaublich positiven Einflusses auf unsere Körperzellen wohl gerechtfertigt als wirkliches Wundermittel bezeichnen, denn Stoffe die (enzymatisch) in der Lage sind die Zellgesundheit zu fördern sind äußerst rar. Forschungen über den Hauptinhaltstoff von Citrus Nobilis, so die bedeutungsvolle lateinische Bezeichnung, wurden aufgrund seiner Wirkung auf die Gesundheit des Menschen schon dreimal mit dem Nobelpreis ausgezeichnet.
Aber nicht nur diese fundierten Anerkennungen überzeugen schließlich auch einen kritischen Apotheker wie mich. Es ist vor allem die persönlich Erfahrung, die ich und viele meiner Kolleginnen und Kollegen, sowie Freunde und Familienangehörige inzwischen mit den Mandarinen-Baumessig-Produkten gemacht haben.
Abschließend kann man sagen, dass gerade die Kombination und das Zusammenwirken von äußerlicher und innerlicher Anwendung einzigartig ganzheitlich und optimal ergänzend wirksam ist.”

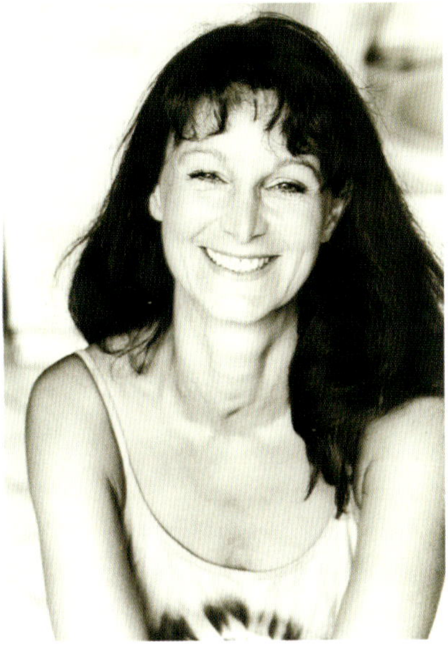

Barbara Weinzierl

Schauspielerin, Theaterproduzentin, München
Inhaberin der Weinzierl-Akademie für Schauspiel und Kunst
Bekannt aus Fernseh-Serien wie:
Der Bergdoktor, Rosenheim-Cops, Die Drombuschs, Frauenarzt Dr. Mertin, Tatort, u.v.a.
München im Oktober 2006

„Der Ausleitungs- und Entschlackungseffekt ist absolut verblüffend.
Die Drei-Wochen-Kur bewirkt ein faszinierendes Reinigungsgefühl und eine wohltuende Erleichterung für Körper, Geist und Seele. Man sollte diese Kur genauso regelmäßig machen wie einen großen Hausputz."

" Ich bin Schauspielerin, leite die Weinziel- Akademie für Schauspiel und Kunst in München, bin Mutter und brauche viel Energie. Ich habe Stress, will mich aber wohlfühlen. So geht es vielen. Ich weiß, dass etliche meiner berühmten Schauspieler-Kolleginnen aus Film und Fernsehen auf die Chi-Pads schwören. Ich habe gerade erst gelesen: Auch das Topmodel Naomi Campbell schwört darauf."

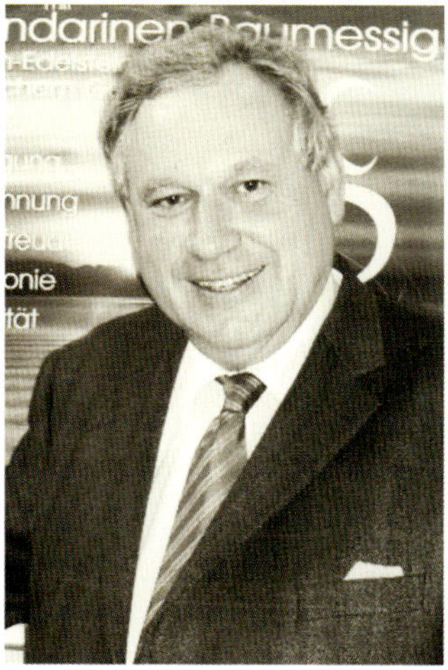

Mag. Dr. Peter Freissler

Verleger, Honorarkonsul, Wien

"Ich habe Chi-Pads direkt auf meine schmerzenden Stellen auf dem Rücken geklebt, und zwar zwei auf die Bandscheiben und zwei im Schulterbereich. An allen Stellen wurden meine Schmerzen schon nach Minuten weniger und waren am nächsten Tag ganz verschwunden. Wer ständig wiederkehrende Rückenschmerzen kennt, weiß wovon ich spreche."

Inge B. Koenen

Inhaberin Kosmetikinstitut Inge, Bad Wörishofen

“Wenn ich die Wellness-Pflaster abends auf meine Füße aufbringe, fühlten die sich am anderen Morgen gestärkt und gekräftigt an. Nach einer ganzen Kur mit bin ich insgesamt frischer und ausgeschlafener.

Meine Füße sind weicher und geschmeidiger. Und dieses Gefühl strömt durch den ganzen Körper. Die Entgiftung ist spürbar wohltuend.”

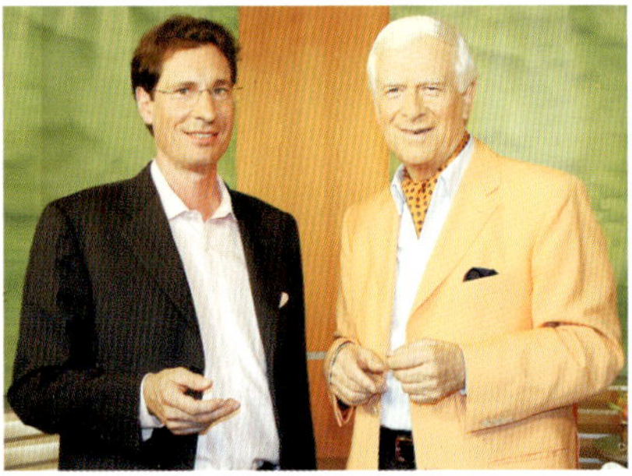

Praxisfälle
aus dem Naturheilzentrum Schwabing

Christian Müller
Heilpraktiker, München

Wendet das Mandarinen-Baumessig Pulver auch selbst an:

“Ich kann den täglichen Stress in meiner Praxis besser begegnen und meinen Patienten mit viel mehr Konzentration und Aufmerksamkeit gegenübertreten.”

Patientin R.

“Jahrelange Schmerzen im Schulter-, Nacken-Bereich mit Ausstrahlung in beide Arme, Nervenschmerzen, chronische Erschöpfung und Müdigkeit.
Bereits nach 3 Anwendungen deutliche Belebung, die Müdigkeit wich einer frischen und gut gelaunten Stimmung.
Nach 10 Anwendungen (Nächten) mit je 2 Tagen Pause zwischen den Anwendungen ließen die Schmerzen im Nacken,- Schultergebiet dramatisch nach, die nächtlichen Schmerzattacken verschwanden gänzlich.”

Patientin E.

“Häufig Kopfschmerzen und Migräneanfälle, hormonelle Schwankungen seit der Eierstock-OP.
Schon nach 2 nächtlichen Anwendungen ein Abflauen der Kopfschmerzen, nach 7 Anwendungen konnte sich die Migräne bei ihr nicht mehr durchsetzen, seitdem frei von Migräneattacken.

Nach 12 Anwendungen über Nacht normalisierte es sich Vieles, die ehemals schlechte und zur Depression neigende Stimmungslage schlug um in ein optimistisches Grundgefühl. Fühlte mehr Schwung und Elan."

Patient F.

"Akute Knieschmerzen mit Schwellung.
Nach 3 Anwendungen schwoll das Knie deutlich ab. Patient konnte das Knie wieder durchstrecken. Die Knieschmerzen gingen nach der 5 Anwendung zur Neige."

Patientin C., Kind mit 4 Jahren

"Dieser Fall ging durch die Presse. Das Kind wurde vom Kindermädchen mit Psychopharmaka künstlich ruhig gestellt. Die Mutter kam mit dem apathischen Kind in die Praxis.
Die Tochter bekam von mir nur ein homöopathisches Mittel und 3 x 5 Anwendungen Wellness-Pflaster. Schon während der ersten Anwendungen bemerkte die Mutter, dass ihre Tochter von Tag zu Tag wacher wurde. Nach Beendigung der 15 Anwendungen war die Tochter wieder so wach und quietschfidel, dass sie ab diesem Zeitpunkt voll und ohne mentale Einschränkungen am Leben teilnehmen konnte."

Patient R.

"Burnout, Totalerschöpfung nach extremer dauerhafter Arbeitsüberlastung.
Nach 6 wöchiger Anwendung des Mandarinen-Baumessig Pulvers wachte er zunehmend munter und frischer am Morgen auf.
Extremste Schwarzverfärbungen an den Pads. Nach 6 Wochen mit ununterbrochener Anwendung (1-tägige Pause nach je 5 Pads-Nächten) stabilisierte sich sein Gesamtzustand. Seine alte Leistungsfähigkeit kam wieder voll durch. Sein Gemütszustand verbesserte sich zusehends. Er wieder in der Lage die Weichen als Manager so zu stellen, dass er mit einem inneren Abstand wieder ein erträgliches Arbeitspensum organisieren konnte. Er war der Herr seines Stresses und nicht mehr umgekehrt. Heute reichen ihm 5 Nächte mit Pads aus um seinen beruflichen Stresspegel optimal zu kompensieren und um sich damit bei guter Laune zu halten, denn um es in seinen eigenen Worten auszudrücken: Die Pads sind nicht nur ein Fitmacher sondern auch ein Stimmungsmacher."

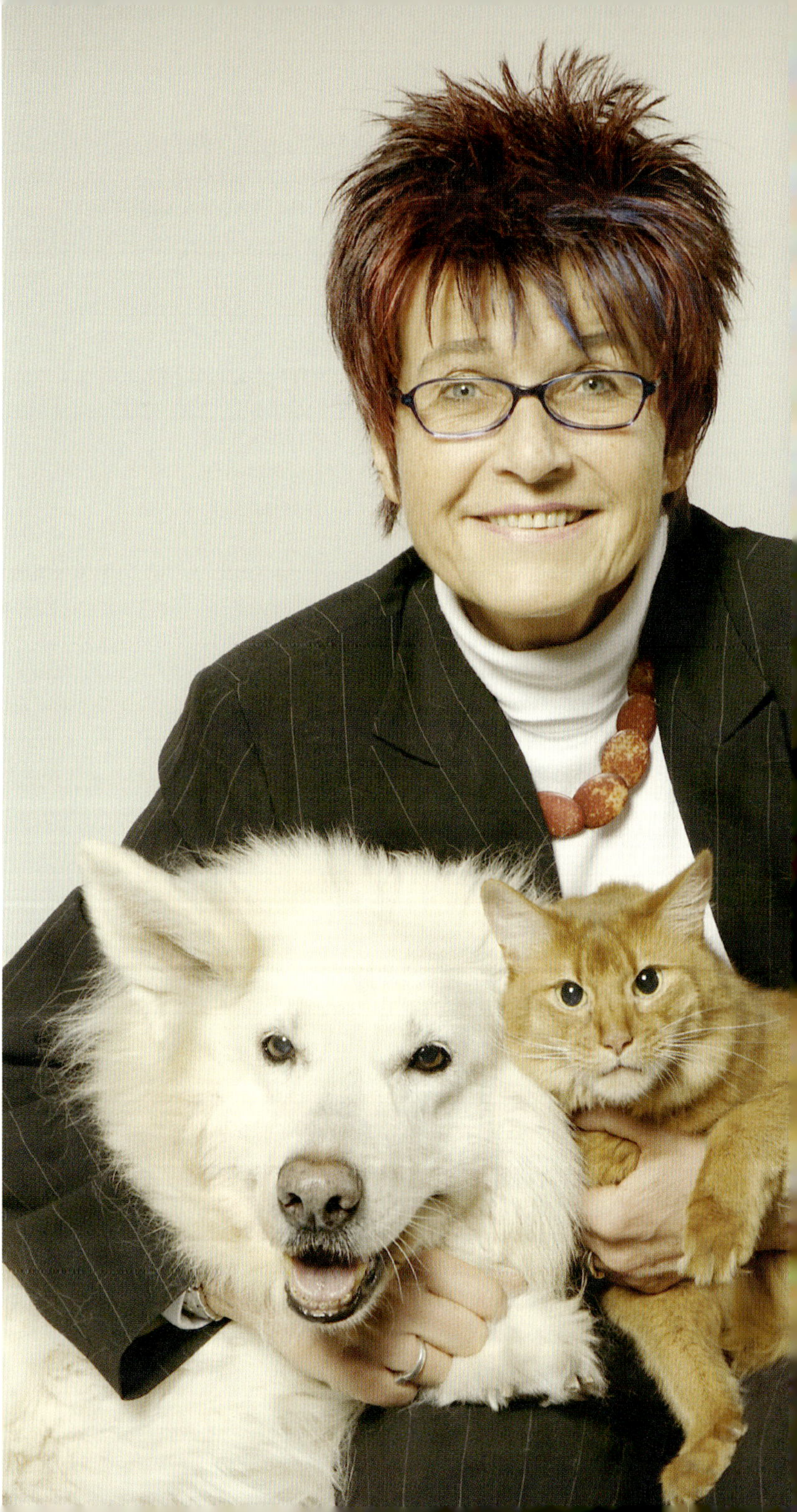

Erfahrungsberichte

Innerliche Anwendung bei Tieren

Irina Tröndle

München
Ernährungsberaterin für Tiere

"Meine weiße Schäferhündin Saskia, 12 Jahre alt, hat besonders im Sommer sehr stark "gehundelt"- auch wenn ich sie frisch gebadet hatte. Einen stinkenden Hund in der Wohnung zu haben ist sehr unangenehm.
Meine Saskia "hundelt" nicht mehr und sie hat sogar mehr Elan bekommen.
Auch meinen drei Katzen ist das Pulver bestens bekommen. Sie sind viel ausgeglichener geworden und vertragen sich besser
In Verbindung mit der richtigen Art und Sorte von Tiernahrung können auf einfache Weise hohe Tierarztkosten eingespart werden.
Außerdem fühlen sich die Tiere wohler.

Erfahrungsberichte aus der Tierheilpraxis

Hündin, 1 Jahr
Mischling aus Italien

“Sterilisation vor 5 Wochen, Wundheilungsstörung, Nachoperation, Infektion der Wunde, Bildung einer eitergefüllten Zyste, nochmalige Eröffnung der Wunde nach 3 Wochen, 2 Wochen Antibiotikagabe, danach homöopatische Behandlung.
Nach täglicher morgendlicher Gabe des Inhalts 1 Mandarinen-Baumessig-

Kapsel: Bessere Wundheilung. Appetit nahm zu, keine Durchfälle mehr. Der strenge Wundgeruch verschwand und auch der normale "Hundegeruch" wurde tagtäglich weniger streng und ist nach 4-wöchiger Einnahme gänzlich verschwunden."

Rüde, 9 Jahre

"Sehr starke Ausdünstung mit Fellgeruch, mit ekligem Mundgeruch. Leistungsschwäche und Müdigkeit. Täglich morgens ins Futter den Inhalt einer Mandarinen-Baumessig-Kapsel gestreut. Nach dreiwöchiger Einnahme ist der Mund- und Fellgeruch fast ganz verschwunden. Wesentlich weniger Haarausfall nach 4 Wochen. Der Hund war wesentlich munterer und hatte wieder Freude am Spielen und Toben. Zudem war er wesentlich weniger ängstlich und schreckhaft."

Kastrierter Kater, 3 Jahre

"Anhaltender, teil intensiver Mundgeruch. Abweisend, unnahbar mit struppigem Fell, verstört in fremder Umgebung, bis zur Aggressivität.
Morgens den halben Inhalt einer Kapsel Mandarinen-Baumessig Pulver ins Futter gestreut. Der Gemütszustand verbesserte sich. Er wurde wieder zugänglicher und genießt wieder die Nähe und Zuwendung. Nach dreiwöchiger Gabe war auch der Mundgeruch nahezu ganz verschwunden. Das Fell glänzte wieder."

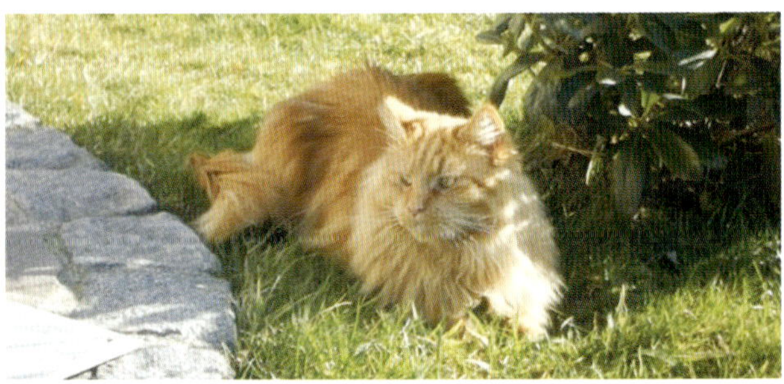

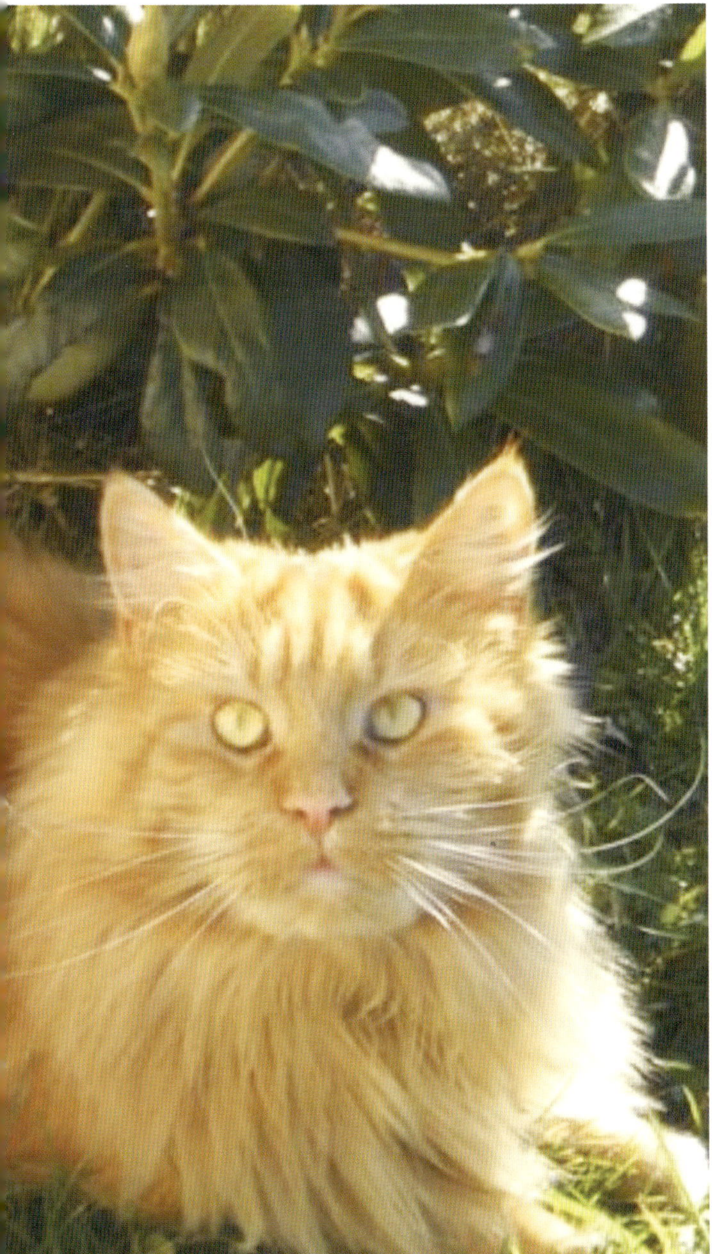

기쁨

기쁨 건강 아름다움

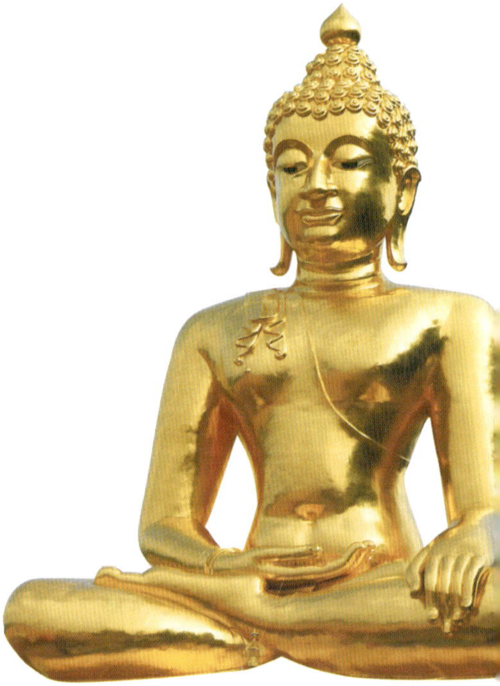

행운 행복 감사 천연

Ein Nachwort

Die Asiaten gehören nicht umsonst zu den ältesten und zugleich gesündesten Menschen der Welt. Denn sie kennen viele hervorragende Methoden und haben äußerst wirksame Mittel im Bereich der Naturmedizin, wie beispielsweise auch das in diesem Buch beschriebene Mandarinen-Baumessig-Pulver.
Und sie verfügen über ein unschätzbares Wissen wie man im täglichen Leben zu einem zufriedeneren, glücklicheren und damit gesünderen Menschen werden kann.

Einige Ratschläge der fernöstlichen Philosophie möchte ich hier an Sie weitergeben denn man kann sie auch in unseren Breiten bestens einsetzen. Als wesentlicher Punkt um sich gesund zu erhalten zählt in Asien die positive Lebenseinstellung in Verbindung mit einem starken Willen. Mit der richtigen Kraft der Gedanken, so ist dort der tief verwurzelte Glaube, lässt sich vieles zum Guten wenden und auch ein langes, vor allem gesundes Leben scheint damit besser möglich. Nicht umsonst haben die Menschen dort die höchste Lebenserwartung der Welt.
Und sie sind im Alter, im Vergleich zu europäischen Ländern, noch richtig geistig und körperlich fit - und kommen ohne fremde Hilfe aus. In Asien findet sich übrigens auch der größte Anteil der über siebzig- und achtzig-jährigen Menschen die so leistungsfähig sind, dass sie noch Sport treiben und sogar Golf spielen.

Einer der besten Beweise dafür ist der über hundert Jahre alte Japaner Dr. Nobuo Shioya.
Der 1902 geborene Arzt ist wegen seiner Gesundheitstipps und seiner eigenen überzeugenden geistigen und körperlichen Fitness in seinem Land zur Berühmtheit geworden. Mit 82 Jahren wurde Dr. Shioya erstmals durch

die Medien bekannt, weil er einen Golfball über 200 Yards (gut 180 Meter) weit schlagen konnte. Er besiegte im Alter von 92 Jahren einen japanischen Golfmeister und gewann zwei Monate nach seinem hundertsten Geburtstag zum neunten Mal ein Golfturnier für Senioren.

Er hat inzwischen sogar ein Buch zum Thema „Jungbrunnen" verfasst.
Zu seinen großen Geheimnissen für seine sagenhafte Gesundheit gehört neben einer ausgewogenen Ernährung vor allem die Kraft der Gedanken und die richtige Atmung.

Dr. Shioya ist der Meinung, dass Sauerstoff enorm wichtig für eine optimale Zell-Funktion ist, zumal die Ursache aller Krankheiten in der verringerten Widerstandskraft der Körperzellen liegt. Für ihn ist Sauerstoff, also Frischluft in ausreichender Menge, die Quelle unserer Lebenskraft.
Um ihn dem Körper zuzuführen gibt es neben einer von ihm erfundenen Atmungsmethode verschiedene Techniken, die alle auf dem Prinzip der so genannten Zwerchfellatmung beruhen.
Im alltäglichen Leben ist jedoch schon viel erreicht wenn wir so oft wie möglich nicht nur oberflächlich atmen, sondern so tief einatmen bis sich die Lungen spürbar mit Sauerstoff füllen. Man kann das auch das bewusste, tiefe Atmen nennen.

Dieses kann man zuhause jederzeit bei offenem Fenster praktizieren, und natürlich am Besten im Freien.
Gehen Sie öfter hinaus in die Natur und atmen Sie dort tief ein und aus. Marschieren Sie zwischendurch ruhig mal etwas schneller denn damit bringen Sie auch Ihren Puls in Schwung. Bewegen Sie sich regelmäßig an der frischen Luft, am Besten täglich. Erfreuen Sie sich an Fauna und Flora und atmen Sie die herrlichen Gerüche und Düfte ein, die unsere Natur für Sie bereithält.

Atmen Sie immer wieder sehr tief ein und aus, langsam, in vollen Zügen und ohne Anstrengung. Denken Sie dabei an etwas Schönes und spüren Sie wie gut dies Ihnen tut und wie das Atmen Ihre Lungen und Ihren Körper mit wundervoll frischer Luft versorgt und Ihnen viel Vergnügen und gute Laune bereitet. Spüren Sie wie der Fluss der Lebensenergie sich ausbreitet und

Ihnen neue Kraft gibt. Dabei können Sie erleben wie belebend richtiges Atmen sein kann.

Von hier ist der Weg nicht mehr weit zur Meditation. Damit kann man in unserer hektischen Zeit zu mehr innerer Ruhe, Einkehr und Ausgeglichenheit finden.
Hierzu gibt es reichlich Angebote an Kursen und Seminaren. Auch Yoga-Techniken, Tai-Chi, Qi-Gong und viele andere fernöstliche Methoden können wir inzwischen bei uns erlernen und praktizieren, ja sogar ein Aufenthalt in einem Kloster kann man buchen und dort für mehrere Tage oder gar Wochen so richtig abschalten und zu sich finden. In Asien gehört die Meditation bei vielen Menschen zum täglichen Leben und schafft Ausgleich bei den Anforderungen der langen, intensiven Arbeitszeiten die dort an der Tagesordnung sind.

Meditieren kann man auch beim Beobachten des Sonnenuntergangs und beim Anblick der Pracht des Abendhimmels und den Sternen in der Nacht. Waren Sie schon einmal bei Vollmond zu einer Nachtwanderung unterwegs? Vielleicht sogar an einem See oder Fluss in dem sich der Mond geheimnisvoll gespiegelt hat.

Meditation kann auch heißen: Genießen Sie immer mal wieder die Schönheit des Waldes, der Felder und Wiesen. Halten Sie inne und lauschen Sie dem Zwitschern der Vögel und dem Rauschen der Blätter im Wind. Beobachten Sie das Glitzern und die wunderbare Schönheit eines Regentropfens auf einem Grashalm. Und gehen Sie mal wieder ganz früh morgens hinaus in die Natur, vielleicht so früh, dass Sie den Aufgang der Sonne verfolgen können. Mit etwas Glück schenkt sie Ihnen ein betörendes Morgenrot. Erfrischen und beleben Sie Ihre Sinne mit der wunderbaren Morgenluft. Erleben Sie bewusst die vielen schönen Momente die uns die Natur und das Leben schenken kann. Und denken Sie daran, schlechtes Wetter gibt es nicht – es ist alles nur eine Frage wie man angezogen ist.

Auch eine Massage ist nicht nur in Asien eine wundervolle Wohltat für Körper, Geist und Seele. Gönnen Sie sich mal zum richtigen Abschalten einen mehrwöchigen Urlaub wenn es möglich ist, auf jeden Fall aber eine kleine Auszeit zwischendurch und genießen Sie dann gezielt das Faulenzen und den absoluten Müßiggang.

Denken Sie daran wie gesundheitsbewusst in Asien meist gegessen wird und welche eine große Rolle frisches Gemüse, gesundheitsfördernde Gewürze und Kräuter und allerlei geheimnisvolle und für uns unbekannte Zutaten spielen.
Bauen auch Sie regelmäßig Rohkost- und Fastentage ein. Essen Sie kurz gegartes Gemüse und frisches Obst. Meiden Sie möglichst Zucker und Fett. Trinken Sie täglich 2-3 Liter gutes stilles Wasser. Das ist wirklich enorm wichtig um sich gesund zu halten und zu entschlacken.

Die Asiaten bevorzugen hier eine ganz besonders wirksame Variante. Sie kochen das Wasser bis zu zehn Minuten lang ab und trinken dieses dann lauwarm und zwar etwa 3 Liter am Tag. Beginnen sollte man damit am besten bei abnehmendem Mond und dann mindestens 28 Tage lang durchhalten, das entspricht einer ganzen Mondphase. Damit kann man auch die Mandarinen-Baumessig-Kur und alle Ausleitungs- und Entgiftungsprozesse des Körpers bestens unterstützen.

Als wesentliche Garantie für ein gesundes, langes Leben gilt es in Fernost viel gute Laune, Humor und Geselligkeit an den Tag zu legen.
Lachen, Lustigsein und das fröhliche Miteinander gehören zum Alltag, denken Sie nur daran wie unglaublich beliebt das gemeinsame Karaoke-Singen dort ist.

Auch die Achtung und die Aufmerksamkeit gegenüber dem Nächsten, den Älteren und der Familiensinn spielen in Fernost eine tragende Rolle.
Wie alle Lebewesen brauchen wir Menschen viel Zuwendung und Liebe. Nur dann fühlen wir uns wohl, können gesund bleiben und sogar von einer Krankheit besser genesen.
Untersuchungen belegen, dass durch eine freudvolle und positive Lebenseinstellung aber auch durch die Kraft unserer Gedanken, man denke nur an die verblüffende Wirkung des Placebo-Effekts, auch die Immunkraft gestärkt wird und wir dann weit weniger anfällig sind für Krankheiten und alle Widrigkeiten die sich uns in den Weg stellen.

Deshalb ist es so wichtig eine positive und freudvolle Lebenseinstellung zu haben - und nicht nur unseren Liebsten und unserer Familie, sondern auch den anderen Mitmenschen so oft wie möglich ein Lächeln, ein gutes Wort, einen aufmunternden Zuspruch und auch ein ehrlich gemeintes Lob zu schenken.

Denn es kostet nichts ein bisschen Aufmerksamkeit zu geben, kleine oder große Fehler zu verzeihen und den Mitmenschen freundlich, ehrlich und tolerant zu begegnen.

Je mehr wir selbst mit Freude durchs Leben gehen und andere daran teilhaben lassen, desto glücklicher machen wir die Menschen in unserer Umgebung und umso glücklicher und zufriedener werden wir selbst.
Warum sollten wir also nicht, wie es die Asiaten machen, die Chance ergreifen um bewusst noch mehr Freude am Leben finden und diese auf andere übertragen. Jeder neue Tag bietet hierfür ungeahnte Möglichkeiten und gibt damit immer wieder neue Kraft fürs Leben!

Nicht zuletzt lehrt uns die fernöstliche Philosophie auch den Wert der Dankbarkeit. Nämlich dass es glücklich und zufrieden macht, wenn wir dankbar sind für das was die Schöpfung und die Natur uns gibt und was uns das Leben jeden Tag an schönen Dingen zuteil werden lässt.

Eine fernöstliche Weisheit sagt:

„Schenke Deinen Nächsten, allen Lebewesen und Dir selbst jeden Tag ein bisschen mehr Freude, Mitgefühl und bedingungslose Liebe, erkenne jeden Tag ein bisschen mehr die unermessliche Kraft von Güte, Vergebung und Dankbarkeit.
Denn dann öffnet sich für Dich das Tor zur irdischen und himmlischen Glückseligkeit mit jedem Tag ein großes Stück mehr!“

기쁨 건강 아름다움 행운 행복 감사 천연